100문 100답

정신분열병

뉴욕 대학 정신과 교수
The Nathan S.Kline Institute for Psychiatric Research의
뇌 영상 센터 부소장
Lynn E. DeLisi*, MD 지음

상계백병원 정신과
최영민 · 이지연 옮김

*Delisis는 정신분열병 연구 회지(Schizophrenia Research)의 공동 설립자이자 공동 편집장이며, 국제 정신분열병 연구회의 공동 설립자이자 간사임.

圖書出版 하나醫學社

100 Questions & Answers About Schizophrenia : Painful Minds
by Lynn E. DeLisi, MD
ORIGINAL ENGLISH LANGUAGE EDITION PUBLISHED BY
Jones and Bartlett Publishers, Inc.
40 Tall Pine Drive
Sudbury, MA 01776

100문 100답을 내면서

'병은 널리 알려라' 란 옛말이 있다. 병을 알려 사람들의 조언도 듣고 빨리 치료 받을 수 있게 하라는 뜻이다. 반대로 병을 숨기다 보면 치료 받을 수 있는 기회를 놓쳐 안 좋은 결과를 초래할 수 있다는 의미도 내포되어 있다. 이 말의 뜻을 백번 이해하면서도 남들에게 쉽게 알릴 수 없는 것이 정신질환이다.

정신질환은 질병 자체의 고통도 적지 않지만, 아직 곱지 않은 주위의 시선 때문에 당사자들을 더욱 힘들게 만든다. 정신질환을 바라보는 부정적인 사회의 시선 때문에 정신질환으로 고통 받는 많은 분들은 노출을 꺼릴 수밖에 없다. 자의 반 타의 반으로 사회의 음지에 머무르게 된다. 어두움에 머무르는 것은 정신질환에 걸린 환자만이 아니다. 정신질환에 대한 지식 또한 공개적으로 토의되고 교환되는 경우가 많지 않다.

이번에 출간하는 정신질환에 대한 100문 100답 시리즈의 가장 큰 의미는, 정신질환에 대한 전문적인 지식과 정보를 누구나 쉽게 접근할 수 있게 해준 점에 있다. 이번 시리즈에서는, 가장 발생 빈도가 높은 정신병인 정신분열병과 양극성 장애(조울증), 소위 현대를 특징짓는 시대의 병이라고 불리는 불안장애 및 공황장애와 섭식장애 그리고 소아와 청소년 질환의 대표적 질병인 주의력 결핍 과잉 행동 장애(ADHD), 여섯 질환에 대한 전문적인 지식과 정보를 담았다. 미국의 각 질환 전문의학자들이 저술한 만큼 내용이 광범위하면서도 충실하다. 그러면서도 어렵지 않게 기술되었다. 번역 또한 각 질병의 전문적인 지식을 가진 정신과 교수와 임상심리 교수에 의해 번역되었다.

100문 100답 시리즈가 일차적으로 정신질환으로 고통 받는 분들과 특히 그 가족들에게 도움이 되기를 바란다. 구체적으로 알기 어려웠던 치료와 관련된 세밀한 지식과 정보–사실 진료실에서 이런 부분들을 자세하게 모두 설명하는 것은 결코 쉬운 일이 아니다–들이 그들에게 많은 도움이 되기를 바란다. 또 각 환자들이 앞으로 자신의 질병을 치료해 나갈 때 좋은 길잡이 역할을 할 수 있기를 바란다. 100문 100답 시리즈는 정신질환에 대한 지식과 정보를 누구나 이해하기 쉽게 저술되었다. 이 시리즈를 통해 정신질환에 대한 일반 대중의 이해 또한 높아지길 기대한다. 그래서 사회 전체가 정신질환을 따뜻하게 바라볼 수 있기를 소망해 본다.

2009년 10월
북한산과 도봉산 그리고 수락산과 불암산에 깃드는 가을을 바라보며
인제대학교 상계백병원 정신과학교실 주임교수 최영민

차 례

제4부 : 유전적 위험 요소 79

제5부 : 정신분열병의 생물학: 최근 연구 결과 99

서 문

한 시간 동안 기다린 후, 저와 제 남편은 코스타리카에서 돌아오는 심야 비행기에서 쏟아져 나오는 승객들을 꼼꼼히 살펴보았습니다. 우리 아들 찰스는 친구들과 서핑을 하며 휴가를 보내기 위해 코스타리카로 갔었습니다. 하지만 여행을 떠난 지 며칠 되지 않아 저희는 섬뜩한 전화를 받았습니다. 찰스의 친구인 데이비드(그의 이름은 사생활 보호를 위해 바꾸었습니다)가 전화로 찰스가 이상한 행동을 한다고 말하였습니다. 찰스가 비가 오는데 해변에서 잠을 자고, 밥을 먹지 않고 줄 담배를 피우며, 집에 가야 한다고 끊임 없이 말한다는 것이었습니다. 데이비드는 찰스를 공항으로 데리고 왔지만, 보안 때문에 실제로 찰스가 비행기에 탔는지는 알 수 없다고 하였습니다. 그때까지 저희는 케네디 공항에서 찰스가 비행기에서 걸어 나오는지, 아니면 타국의 공항에서 치료가 필요한 상태로 배회하고 있는지 알 수 없어 속을 태우고 있었습니다. 저희에겐 찰스를 도우러 코스타리카로 날아갈 여권도 없었기 때문에 뉴욕에 앉아서 기다릴 수 밖에 없었습니다.

찰스에게 의학적으로 이상이 있었는지 한참을 생각하다가 떠오르는 것이 있었습니다. 10살 정도에 교사는 찰스가 백일몽에 잠기고 집중을 잘하지 못한다고 언급한 적이 있고, 중학교에서는 수업시간에 자주 책상에 머리를 박고 있고 우울한 것처럼 보인다는 이야기까지 듣게 되었습니다. 이런 문제는 고등학교까지 이어졌습니다. 대부분의 10대와는 달리, 찰스는 철학, 종교, 정치와 같은 특이한 주제에 대해 이야기하는 것을 즐기는 것처럼 보였습니다. 여전히, 그는 많은 친구들이 있었고, 돈을 모아서 차를 샀고, 사진이나 스케치, 시, 기타 연주로 예술적 감각을 표현하였습니다. 학교에 충실하지 못했던 게 그의 성격이나 10대의 변덕스러운 기분 때문이었을까요, 아니면 정신병의 징후였을까요? 상담가들 조차도 구분하기 어렵다지만, 그가 고등학교를 졸업했을 때, 우리는 가장 끔찍한 시간이 지나갔을 거라고 생각했습니다. 하지만 그는 여전히 주의력이 부족해서 어려움을 겪었고, 의문은 계속되었어요. 우리 아들에게 무슨 문제가 있던 걸까요? 왜 아들은 사람의 마음을 읽는 능력과 같이 특별한 재능을 가지고 있다고 고집을 부렸던 걸까요? 그는 치료가 필요했던 걸까요, 아니면 좀 더 집중력이 길러지고 충동적인 행동이 줄어드는 청년으로 자랄 때까지 기다려야 했을까요?

마침내, 찰스는 산만하고 야윈 모습으로 승객들 속에서 모습을 드러냈습니다. 그런데 새 직장에 취업하는 것이나 자동차 보험, 다른 것에 대해서 조리 있게 말할 수 있는 것처럼 보였습니다. 집으로 돌아오는 길에, 나는 아무것도 모르는 찰스를 차 앞 좌석에 앉게 하였습니다. 그는 코스타리카가 너무 아름다워서 얼마나 떠나기 싫었는지 모른다고 말하였습니다. 그 다음 그는 나에게 얼굴을 돌려 우리의 궁금증을 끝내는 말을 했어요. '나는 떠나야 했어요.' 아주 걱정스러운 얼굴로, '왜냐면 데이비드가 계속 날 죽이려 했거든요'라고 말했습니다. 농담이 아니었습니다. 그는 현실감을 잃어버린 나머지 그의 절친한 친구가 그를 죽이려 한다고 생각했던 것입니다. 나는 어두운 뒷좌석에 털썩 파묻혀 찰스가 내게 밀려드는 절망을 볼 수 없는 것을 감사히 여겼습니다.

다음 날, 병원에서 의사와 상담가에게 그의 이야기를 빠짐 없이 말하였고, 찰스는 마지못해 인정하였습니다. 그 증상은 이제 '정신분열병'이라는 이름을 가지게 되었습니다. 그가 입원 수속을 위해 갔을 때, 나는 직원이 준 팸플릿을 펼쳐보았습니다. '정신분열병은 만성적이고 심각한 뇌 손상 질환입니다'라는 글로 시작하고 있었습니다. 나는 팸플릿을 던져 버리고 소리를 지르면서 온 힘을 다해 이 절망스러운 소식을 밀어내고 싶었지만, 곧 주체할 수 없는 눈물을 쏟으며 자리에 앉았습니다. 굳게 잠긴 정신 병동 안에 아이를 남겨두고 떠나면서 우리의 마음은 부서지는 것 같았습니다. 차로 돌아가자마자 남편은 참고 있던 울음을 터뜨렸습니다. 그는 흐느껴 울면서 떨리는 손을 잡고 찰스를 위해 최선을 다하고 있다고 격려하였습니다. 왜 그 최선이라는 것이 이렇게 끔찍한 걸까요?

찰스는 한 주를 지냈지만, 진단과 치료약을 받아들이기까지는 훨씬 더 많은 시간이 걸렸습니다. 예전에 말했던 '미친' 이야기는 별 일이 아닌 바보 같았던 것뿐이라고 했습니다. 약을 먹으면 이상한 기분이 든다며 처방 받은 약도 마다했습니다. 대부분의 사람들처럼, 그는 그에게 정신과 병명이 붙여지는 것을 싫어했습니다. 치료를 받지 않고 상담 약속마저 어기는 바람에 병은 더욱 깊어졌습니다. 그 결과 다른 사람이 그의 마음을 읽을 수 있고, TV가 그에게 말을 건다고 생각하게 되었으며, 자신에게 지옥에 가라거나 죽으라고 말하는 부정적인 목소리를 듣게 되는 끔찍한 상태에 이르게 되었습니다. 두 주간 입원생활이 지나고 그런 최악의 상태를 겨우 벗어나게 되자, 찰스는 비로소 약과 상담, 가족과 친구들의 지지가 필요하다는 것을 받아들였습니다.

여전히, 이 새로 가야 할 길은, 두려움으로 가득 차 있습니다. 예상치 못한 변화에 마주할 때마다 그의 미래에 대해 불안해 집니다. 언젠가 그는 결국 정착하지 못하고 노숙자가 되지 않을까요? 나는 도서관에서 일하는데, 때때로 정신병자가 다른 고객을 불편하게 만들 때, 제지해야 합니다. 우리 아들도 공공장소에서 사람들을 위협하는 모습이나 행동을 보이게 될까요? 그의 정신병이 일시적이며 어느 날에는 '정상'이 될 수 있는 가망이 있나요? 아니면 아들의 병은 점점 더 심해질까요?

낯선 질병 선고를 받은 이의 부모와 사랑하는 사람들은 나와 같이 무수히 많은 의문과 공포로 가득 차게 됩니다. 그래서 *'정신분열병에 대한 100문*

100답'과 같은 책은 매우 중요합니다. 도서관 사서로서, 나는 '아는 것이 힘이다'는 격언을 믿으며, Delisis 박사의 책은 정신분열병과 같이 잘못 알려진 질환에 대해 이해하고자 하는 갈증을 채워줍니다. 정신병 진단에 대처할 때 이 책을 통해 필요한 지식을 얻어 힘을 기를 수 있을 겁니다.

슬프게도, 찰스는 끊이지 않는 환청과 내리누르는 우울증과 싸우는 것을 끝내기로 결심했습니다. 표면적으로 그는 나아지는 것처럼 보였습니다. 그는 거의 소리를 듣지 않는다고 말하면서 항정신병 약물의 복용량을 줄여 달라고 요청하였습니다. 그는 지역 대학의 수업을 등록했고 새로운 일을 시작하였습니다. 그런데, 어느 날 일을 마치고 돌아온 우리는 뒤뜰에 싸늘하게 죽어 있는 그를 발견하였습니다. 전 날 그는 여자 친구에게 '내 마음을 괴롭히는 아픔이 너무 고통스럽다'고 말했다고 했습니다. 정신병의 심리적 고통은 암이나 척추 손상이 주는 신체적 고통만큼 견디기 힘듭니다.

내가 그의 이야기를 나누고자 하는 것은 정신병이 일으키는 황폐함을 경고하기 위해서가 아니라, 그것을 치료해야 한다는 것을 강조하기 위해서입니다. 영리하고 창조적이며 활기찼던 한 소년은 잠과 음악의 은신처로 숨어들어 그의 십대의 마지막을 보냈습니다. 당신과 당신이 사랑하는 사람을 위해, Delisis 박사님과 연구진이 그랬듯 좋은 연구들이 계속되어서 정신분열병의 치료에 좋은 성과를 낼 수 있기를 기대합니다. 그래서 질병을 받아들이고, 치료를 받으며, 더욱 만족스러운 삶에 도달하려는 여행을 계속해 나가는 환자들에게, 보다 나은 미래가 희망과 용기를 더해 주기를 소망합니다.

Eileen Trupia,
Charles Wesley Trupia(1993년 3월 24일~2003년 7월 31일)의 엄마

현 미국 정신 건강 시스템하에서는 보험 정책과 과도한 업무 때문에 환자들이 치료를 받지 못하는 경우가 너무 많이 발생하고 있다. 정말 치료가 필요한 사람이 지속적인 치료를 받지 못해서, 환자들이 보내는 경고 사인을 놓치는 경우가 많다. 이 사례의 가족과 같이 불필요한 고통을 받지 않도록 우리는 정신질환에 대한 이해를 높이고 치료의 질을 향상시키기 위해 지속적으로 노력해야 한다.

린 델리시스(Lynn E. Delisis)

소 개

여러 해 전 고등학생인 딸로부터 학교 보건 교사가 정신분열병은 '인격이 분열되는 것'이라고 설명했다는 것을 들었을 때, 나는 사람들에게 정신분열병에 관한 신실을 알려 줄 필요가 있다는 것을 알게 되었습니다. 보건 교사의 말이 사실과 극히 동 떨어진 것은 아닙니다. 정신분열병은 지킬 박사와 하이드처럼 분열된 상태가 아닙니다. 블로일러가 1911년도에 이 용어를 만들었을 때, 그는 '분열된 마음'이라는 라틴어를 잘못 사용했습니다. 그가 말하고자 했던 것은 정서나 감정, 생각과 말, 어쩌면 지각과 현실 사이에 '분열', 또는 불일치가 있다는 것이었습니다.

정신분열병이란 용어는 증상의 표현이나 임상 경과 그리고 생물학적으로 매우 균일하지 않은 정신병적 상태를 묘사하는 말로 오랫동안 사용되어 왔습니다. 또한 정신분열병은 역사적으로도 평범하지 않은 과정을 거쳐왔습니다. 20세기 초에 이 같은 증상을 보이는 환자들은 사회에서 고립되어 정신 병원 또는 수용 시설에 감금되어 격리되었고, 종종 가족들에 의해 수용되어 수 년간 갇혀 지냈습니다. 2차 세계 대전 때 나치는 정신분열병 환자들을 국가 자원이나 낭비하는, 삶 자격이 없는 사람으로 여겼습니다. 그래서 정신병원에 있던 환자들이 학살의 표적이 되기도 하였습니다. 당시엔 많은 정신과 의사들이 이 질환에 대한 생물학과 유전에 대한 지식이 부족했기 때문에 이 정책을 시행할 때 끔찍한 역할을 자행했습니다.

겨우 1960년대 후반이 되어서야 신경이완제가 치료의 한 방법으로 받아들여졌습니다. 약에 의해 행동의 호전이 눈에 띄게 나타나면서 환자들은 재활을 위하여 지역 사회로 돌아갈 수 있었습니다. 자연히 공공 정신병원 병실들이 남아돌게 되었고, 환자들은 마을 안에 함께 거주하며 통원치료를 받게 되었습니다. 이따금씩 정신분열병을 가진 사람이 전혀 관련이 없는 사람에게 폭력적인 행동을 저질렀다는 뉴스가 생기곤 하였습니다. 그럴 때면, 이 질병의 본질에 대한 의문이 수면 위로 떠오르면서 정신분열병 환자들을 만성병원에서 너무 조기에 퇴원시키는 것은 아니냐는 의문이 제시되곤 하였습니다. 한 유명한 사례가 전 레이건 대통령과 자문 위원 중 한 사람(제임스 브래디)을 저격하여 영구적으로 불구로 만든 존 힝클리 주니어입니다. 물론 정신 분열병 진단을 받지 않은 훨씬 많은 사람들이 폭력을 더 많이 저지릅니다. 그렇긴 하지만, 안정되지 않거나 치료를 제대로 받지 않은 정신분열병, 특히 편집형 유형에서 예측할 수 없는 행동이 특징적으로 나타나곤 합니다.

이러한 행동 특성에 일부 기괴하고 부적절한 증상이 더해지면서 환자들은 사회적으로 매우 힘든 상황에 처하게 됩니다. 이로 인해 적절한 치료를 받게 되는 데에 영향을 받을 뿐 아니라, 사회적, 직업적, 법적으로 관계되는 사람들이 이 진단을 가진 사람들을 바라보는 시각에도 영향을 주게 됩니다.

이런 특성들은 오랫동안 정신분열병에 대한 낙인을 만들게 되었습니다. 불행하게도, 이같은 낙인 때문에 의사들은 이 진단을 내리는데 주저하게 되어 초기에 치료할 수 있는 기회를 놓칠 수가 있습니다. 정신분열병의 가능성이 있는 아이들에게 단지 '적응 반응(adjustment reaction)' 등으로 병명을 붙여 약을 쓰지 않고 단지 관찰과 상담만 받게 할 수 있습니다. 이제는 초기에 약물 치료를 잘하면 질병이 심각하고 만성적인 형태로 발전하는 것을 막을 수 있다는 것을 잘 알게 되었습니다. 이 질환에 대한 낙인 때문에 생기는 차별은 삶의 여러 영역으로 확장됩니다. 보험 회사는 정신분열병을 폐렴처럼 치료를 필요로 하는 의학적 질환으로 보지 않습니다. 고용주는 이력서에 과거나 현재 정신분열병 진단을 받은 적이 있다고 쓴 지원자는 실격시키려 할 것입니다. 가족들은 결혼하려는 상대가 문제 삼을까봐 가족들 중 한 사람이 이 질환으로 고통 받고 있다는 것을 숨기려 합니다. 우울증 병력과 마찬가지로, 비록 회복된 경우에도 과거에 정신분열병이 있었다는 것은 불리하게 작용합니다. 정신분열병 진단 때문에 정부기관의 자리도 얻지 못하게 되기도 합니다.

그럼에도 불구하고, 많은 유명하고 창의적인 저명 인사들이 정신분열병 혹은 정신분열병과 구분이 힘든 정신병이 있었던 것으로 보입니다. 그들 중에는 음악가(The Beach Boys의 브라이언 윌슨 등), 미술가(반 고흐), 노벨상 수상자(존 내쉬), 왕들(1700년대 후반 덴마크의 크리스찬 7세 등), 그리고 잔 다르크와 같은 역사적 인물들이 있습니다. 이런 사람들은 유나보머(역자 주:17년간 대학과 항공사에 폭발물을 보내 26명의 사상자를 냄)나 요크셔 리퍼(역자 주:13명의 매춘여성 연쇄살인 사건)와 같은 폭력적인 환자들과 극단적으로 대조를 이룹니다.

지난 수십 년간, 유명한 많은 영화들이 정신분열병이 있는 사람들을 조명해왔습니다. 스네이크 핏(The Snake Pit), 뻐꾸기 둥지 위로 날아간 새(One Flew Over the Cuckoo' s Nest), 로즈 가든(I Never Promised You a Rose Garden), 그리고 최근에는 뷰티플 마인드(A Beautiful Mind) 등이 만들어졌습니다. 이런 영화들이 어떤 사람들에겐 질환에 대한 편견을 누그러뜨리는데 도움을 줍니다. 반면 어떤 사람들은 정신분열병이 있는 사람을 별난 사람이라고 손가락질하며 그들의 생각과 행동을 묘사할 때 '머리가 돈, 정신병자, 미치광이' 등의 단어를 갖다 붙입니다.

정신분열병이 있는 사람들을 낙인찍는 대부분의 사람들은 질병에 대한 기초적인 과학 지식이 거의 없고 그들의 행동이 어떤 실제적인 의미를 갖는지 모릅니다. 이 책은 삶의 모든 영역에 만연해 있는 정신분열병에 대한 편견을 깨뜨리기 위해 쓰여졌습니다. 그리고 정신분열병이 있다는 것이 어떤 것인지, 원인이 무엇인지, 어떻게 치료받을 수 있는지, 당신 또는 가족 구성원이 정신분열병일 때 어떻게 생산적인 삶을 살 수 있는지 등에 대한 정보를 제공하기 위해서 쓰여졌습니다.

2006년 봄,
Lynn E. Delisis

헌 정

정신분열병을 가진 가족이 있기 때문에
고통 받고 있는 전세계 모든 가정과
이 실환으로 인해 황폐한 삶을 살아 온
모든 이들에게 이 책을 바칩니다.

제 1 부

질병과 그 특성

"새해 첫 날까지… 내쉬의 행동은 점점 더 이상해졌습니다.
그는 순간 흥분하고 과민했다가, 금새 무서워 떨며 움츠러들었습니다.
내쉬는 뭔가가 진행되고 있고 자신이 도청되고 있다고 호소했습니다. 또 UN에 이상한 편지를 쓰느라 밤을 꼬박 새기도 했습니다.
어느 날 밤에는 침실 벽에 온통 까만 점을 칠해놓았습니다."

1994년도 노벨상 수상자인 존 내쉬의 부인이
실비아 나사와 인터뷰한 내용 중에서(1998)

Q1 정신분열병이란 무엇인가요?

미국 정신의학회(The American Psychiatric Association)에서는 **정신분열병**(schizophrenia)이 최소한 한 달 이상 지속되는 **망상**(delusion), **환각**(hallucinations), 와해된 언어, 전반적으로 와해되거나 기괴한 행동, 또는 조직적인(organized) 언어, 활농, 감정이 감소되는 것이라고 정의한다(DSM-IV). 대부분 환자에서 이러한 증상들 중 적어도 두 개 이상이 나타난다. **전구기**(prodromal stage)와 치료 이후의 **잔류기**(residual stage)에서 불특정한 행동 증상이 나다나며 6개월 가량 징후가 지속된다. 이 기간에 정신분열병을 가진 사람들은 일을 수행하거나 학교에 가거나 사회 활동에 생산적인 방식으로 참여하는 능력이 두드러지게 손상된다.

정신분열병의 환각은 환청이 가장 흔하며 환시, 환후, 환촉 또한 호소하기도 한다. 그러나 환청을 제외한 나머지 환각은 정신분열병보다 물질 남용(알코올이나 약물 등)에 의해 더 잘 나타나는 경향이 있다. 정신분열병에 특징적으로 나타나는 환청은 단순한 소리가 아니다. 아무도 없는데도 누군가가 실제로 그들에게 말하는 듯이 목소리가 들리기도 한다. 환자가 스스로 인식하든 아니든 그 소리들은 한 사람의 목소리일 수 있고, 환자의 행동에 대해 비평하기도 한다. 여러 명의 목소리가 자신에 대해 이야기

정신분열병(schizophrenia) :
현실로부터의 철회되고, 사고가 비논리적인 양상을 띠며, 망상, 환각과 다양한 정도의 정서적, 행동적, 인지적 장해를 동반하는 정신 장애의 한 종류.

망상(delusion) :
주변 환경에 대한 온전하지 못한 판단에 기초하는 잘못된 믿음.

환각(hallucinations) :
실제로 일어나지 않는 무언가를 오감을 통해 경험하는 것.

DSM-IV :
정신과 환자에 대한 체계적인 평가와 증상 군에 대한 진단을 정하기 위해 미국 임상 정신과학회 주도로 개발된 진단 및 통계 편람.

전구기(prodrome) :
질병의 초기나 전조 증상.

잔류기(residual) :
불특정한 증상들(주로 음성 증상)이 나타나지만 더 이상 현저한 정신증적인 증상은 없는 것.

하는 것으로 들릴 수도 있으며, 대부분 위협하거나 경멸하는 방식으로 말한다. 때때로 환각은 다른 증상이 나타나기 수년 전부터 시작하기도 한다. 환자는 환각이 비정상적이거나 다른 사람에겐 일어나지 않는다고 인식하지 못한다. 많은 경우, 심각한 수준의 환청은 개인의 삶과 일상을 방해한다. 환자는 마치 대화를 하듯이 목소리에 실제로 대답하기도 한다. 경험이 부족한 임상가들은 환각이 어떤지 상상하기 어려울 것이다.

망상이라는 단어는 매우 보편적이지만, 정신분열병의 망상은 때로 특이하다. 대부분은 보통 사람들에게 기괴하게 보인다. 예를 들면, 종종 환자들은 어떤 알 수 없는 힘이 자신의 행동이나 감정을 통제하고, 새로운 관점으로 주위 사물을 보게 만든다고 보고한다. 비슷하게, TV나 영화를 보고 화면 속의 사람들이 특별한 메시지를 준다고 호소하곤 한다. 수도 꼭지에서 물이 떨어지는 것과 같은 일상에서의 흔한 상황도 새로운 마술적인 의미를 띠게 된다. 자신은 '삶의 무대' 위에 있는 배우이며 '실재'가 아니라고 생각하기도 하고, 신체 일부가 내 것이 아닌 것 같이 느껴진다고 보고하기도 한다. 마치 스피커에 대고 말한 것처럼 다른 사람들이 자신의 생각을 알 것이라고 느끼거나 마음을 읽는 능력을 가지고 있다고 생각하는 것도 흔히 볼 수 있는 증상이다. 정신분열병 환자들은 사람들이 그들을 해치려 한다거나(음식에 독을 타는 것 등) 정부가 환자에 대한 치밀한 음모를 꾀하고 있다고 의심한다. 이같은 **피해(paranoid)** 망상은 과대 망상(자신이 현실적으로 가질 수 없는 비범한 힘이나 능력을 가지고 있다고 믿는 것)과 동반된다. 때론 신이 특별한 임무를 위해 많은 사람들 중에 특별히 자신을 선택하여 뽑았다고 생각하는 과도한 종교적 신념을 보이기도 한다. '미국의 대통령이 될 것이다'라고 생각하는 어떤 환자가 있었는데, 그는 '신이 내게 일러줬기 때문에'라고 말하였다. 그는 학창 시절 내내 중위권의 성적을 유지했는데, 영국의 런던이 미국의 중서부에 있다고 생각하였다.

> ***피해 의식(paranoid) :***
> 타인에 대한 과도하거나 비이성적인 의심 또는 불신.

오늘날 대부분의 정신과 의사는 정신분열병이 최소한 세 가지 증상군으로 이루어져 있다는 점에 동의한다: (1) 환각과 망상을 포함한 양성 증상, (2) '정서적 둔마(flat affect)'로 불리우는 일반적으로 단조로운 외양(감정이 풍부하지 않은), 철회, 의미 있는 말이 줄어드는 발화 감소, 행동과 생각의 속도가 느린 모습, (3) 일반적인 와해와 관련된 증상군(예를 들어 말이 뒤섞이거나 핵심에 도달하지 못함, 와해된 행동)이다. 마지막 증상군은 현재 **와해 증후군(disorganizational syndrome)**으로 정의되는 제3의 증상군으로 분류되고 있다.

> ***와해 증후군(disorganizational syndrome) :***
> 일반적인 와해(와해된 언어 또는 행동)와 관련된 일련의 증상들.
>
> ***음성 증상 (negative symptoms) :***
> 철회된 행동, 무표정, 주도성 부족, 흥미 감소, 말의 속도가 느림, 말할 때 의미 있는 말이 줄어듦, 사고의 느림, 운동 속도 저하로 나타나는 정신 질환의 특징들. 때때로 이 증상들은 우울증이나 약물의 부작용과 혼동될 수 있음.

정신분열병의 하위 유형뿐 아니라 진단과 관련된 다양한 유형이 있다. 편집형은 환각이나 와해된 모습보다 망상이 더욱 두드러지며, 종종 편집적인 성향이 증상의 핵심적인 특성이지만, 항상 그런 것은 아니다. 해체형은 이미 언급한 바 있는 와해된 증상을 가장 두드러지게 보인다. 긴장형은 운동과 언어가 과도해지거나 몹시 감소하는 변화가 현저하게 나타나는 점이 주된 특징이다. 감별 불능형은 환자가 안정화되어 더 이상 망상이나 환각은 없지만 여전히 정상으로 보이지 않으며 이른 바 **음성 증상(negative symptoms:** 철회된 외양, 빈곤한 언어, 주도성(initiative) 부족 등)이 여전히 남아 있는 경우이다.

Q2 *정신분열병은 분열된 인격인가요?*

'정신분열병'이라는 단어는 명백히 잘못된 명칭이다. 20세기 초에 이 용어를 만든 오이겐 블로일러(Eugene Bleuler)는 생각, 언어, 정동 간 분열, 환자의 겉으로 드러나는 정동과 그 자신의 감정 사이에 비정상적인 '분열'이 있다고 보았기 때문에, 그렇게 이름을 지었다. 사실상 이 분열은 뇌의 기능적 연결이 단절되기 때문에 일어난다. 인격 분열은 개인이 다양한 정체성을 가지고 있으며 환경적 자극이 정체성을 바뀌게 한다고 가정하는 극히 드문 증후군으로 다중인격장애(해리성 정체성장애)라고 불리운다. 대개 이러한 정체성들은 성학대와 같이 인정하기 힘들 정도로 고통스러운 어린 시절의 정신적 외상 경험 때문에 마음 속에서 떠올랐던 것들이다. 이런 사람들은 수년에 걸쳐 집중적인 정신 치료를 통해 도움을 받을 수 있지만, 정신분열병이 있는 사람과 임상적으로나 생물학적으로 유사해질 수는 없다.

Q3 *초기에 나타나는 질병의 징후는 무엇인가요? 자신(또는 주변 사람들)이 정신분열병이 있다는 것을 어떻게 알 수 있을까요?*

아래 예시는 이 질문에 대한 중요한 특징을 보여준다. 메리언은 의대 1학년 학생으로, 거주지가 정해져 있는 정부 보조 주택 단지만을 지원하는 학자 대출을 받고 있었다. 그녀는 병원 호출을 받지 않아도 되는 저녁 시간대에 근처의 음식점에서 종업원으로 일하게 되었다. 그녀는 여자 동급생들과 잘 지냈고 대개 수업이 끝난 오후나 점심 시간에 함께 공부를 하였다. 시험 기간 동안에는 몹시 긴장했지만, 종종 친구들의 격려 덕분에 기분이 나아지곤 하였다. 수업량이 많을 때는 학생들 사이에서 마리화나가 돌기도 하였다. 같은 반 친구인 라우라는 메리언이 자주, 그리고 점점 더 많이 수업을 빼먹는다는 것을 알아차렸다. 마침내 그녀와 다른 세 친구는 마을을 가로질러 메리엔의 아파트로 가보기로 하였다. 불빛은 어두웠고, 처음 문을 두드

렸을 때 아무런 답도 없었다. 그런데 집 안에서 노래 소리가 들렸기 때문에 친구들은 계속 노크를 했다. 마침내 메리엔은 무슬림 예복을 이상한 모양으로 차려 입고 문을 열어주었다. 그녀의 집 거실에는 초가 둥그렇게 둘러져 빛을 내고 있었고, 음식과 다른 물건들이 바닥에 널려 있었다. 메리엔은 명상 중이었고, 무슬림 교파로 개종하여서 코란 구절을 소리내어 읽고 있었다고 설명하였다. 그녀는 친구들에게 자신에게 문제가 없으며 그 날은 집에 있고 싶다고 안심시켰다. 마침내 학교 관리자가 메리언이 결석하는 것을 알게 되어 그녀에게 연락을 했고, 정신치료를 받고 학교에 돌아오라고 요청하였다. 하지만 메리엔은 학교를 그만 두고 사라졌다. 마침내 그녀는 직장과 집을 잃고 잠시 노숙자로 지내다가, 결국 바다에서 기괴한 세례식을 벌이며 자살하였고 지역 신문에 작은 기사로 실리게 되었다.

메리언과 같은 이야기는 아주 흔하다. 다행히도 모두가 자살하게 되는 것은 아니지만, 많은 이들이 정상적인 삶에서 멀어지고 장래에 펼칠 수 있는 젊은이로서의 잠재력을 잃어버린다. 종종 가족이나 가까운 친구들은 왜 이같은 사람들이 타인을 믿는 것을 꺼리고 경계하는지, 나서기를 싫어하고 어디론가 사라지곤 하는지를 알지 못한다. 정신분열병이 진행되는 사람들은 스스로에게 병이 있다는 것에 대한 통찰이 거의 없어, 혼란스럽고 불안하면서도 고통스러운 생각과 지각에 대해 아무에게도 털어놓지 못한다. 가까운 친구와 가족들은 행동이나 감정 반응의 변화를 알아차릴 수 있지만, 그 사람이 기괴하거나 터무니 없는 말을 하지 않는 한 환각과 망상이 있다는 것을 알지 못한다. 특별히 편집형인 경우, 더욱 자기 자신만 아는 비밀로 간직할 수 있다.

건강한 가족이라면 문제를 알고 난 이후에 병든 사람을 지원하기 위해 모든 노력을 동원하겠지만, 곧 돈이 부족해지고 환자를 돕기 위한 지역적, 법적 지원이 열악하다는 현실에 좌절하게 될 것이다. 마침내 부모는 아이를 평생토록 돌보기를 포기하며, 나이가 들수록 그들이 죽고 난 후 누가 아이를 돌봐줄 수 있을 것인가에 대해 걱정할 것이다.

정신 의학 연구자들은 계속해서 정신분열병과 유사한 질환(schizophrenic-like illness)의 발병을 가장 잘 예측할 수 있는 방법에 대해 계속해서 논의하고 있다. 다양한 기능 정도와 삶의 성하고 쇠하는 단계들 중에서, 특히 청소년기에서, 질병의 증상을 분간해 낼 수 있는 명확한 예측 인자를 찾는 것은 매우 중요하다. 그러나 확실하게 밝혀진 것은 아무 것도 없다.

한 가지 실마리는 개인의 일상 기능 변화(예를 들어, 친구들로부터 철회되거나, 사실이 아닌 희한한 이야기를 하거나, 행동과 언어의 짜임새가 없어지는 등)가 동반된다는 것이다. 직업과 학교 활동에서 부정적인 변화가 나타나고 전반적으로 불안정하고 철회된 모습은 그들과 상호작용하는 사람들에게 명확하게 드러난다. 이들은 혼잣말을 하거나 다른 사람이나 사건에 대해 사실이 아닌 기괴한 말을 한다. 종종 개인이 부적절하거나 위험한 방식으로(공공장소에서 옷을 벗거나 고속도로 한복판에서 걸어 내려가는 등의) 행동을 할 때 이러한 증상을 더 쉽게 알게 된다. 다른 예로, 행동의 결과에 대해 생각하지 않고 충동적이고 공격적인 행동을 보일 수 있다. 이 시점에서 경찰이 불려오고 그 사람은 감옥이나 정신과 응급실로 보내진다. 당연히 위험한 상황으로 발전하기 전에 이 같은 초기 징후를 인식하여 치료를 하는 것이 유리하다.

우울증(depression) :
하루 종일 지속되는 몹시 슬픈 기분이 특징적인 주요 정신과적 상태. 일반적으로 식욕 감퇴, 수면 감소, 행동과 말의 속도 저하가 동반됨. 이러한 상태가 별다른 호전 없이 2주 이상 지속되거나 개인의 기능 발휘에 지장을 준다면, 주요 우울 장애라고 명명함.

일반적으로 정신분열병은 청소년기나 성인 초기에 2년 정도에 걸쳐 서서히 발전한다. 사회적으로 철회되고 학업 성적이 몹시 떨어지며 성마르고 **우울증(depression)**과 같은 모습으로 변하는 것이 친한 친구나 가족에 의해 처음 눈에 띄게 된다. 너무 많이 자거나 아니면 너무 적게 자며, 주기적으로 불안해 한다. 이러한 모습 때문에 결국 부모는 가족 주치의를 찾아가 자녀에 대해 상담한다. 대부분의 주치의는 부모가 분명한 환청과 기괴한 망상을 보고하지 않는 한 정신분열병이라는 진단을 내리는데 망설인다. 부모에게 하는 말은 단지 '아이는 자라면서 좋아질 겁니다'라는 것이다. 그러나 이런 사례의 경우 지속적으로 진료를 받아 보는 것이 중요하다. 부모는 증상을 명확하게 확인할 수 있고 초기 치료 및 개입을 통해 질병의 만성화를 막을 수 있다.

젊은 사람이 경찰이나 정신과 위기 개입 팀이 출동할 정도로 타인이나 자신에게 해롭거나 명백하게 기괴한 행동을 하는 경우는 전형적이다. 여러 국가의 절반 이상의 사례에서, 마약류 남용은 기괴하고 위험한 행동을 급작스럽게 초래하거나 적어도 영향은 미친다. 치료를 받고 증상이 호전된 초발 환자들 중 많은 사람들이 약물 사용이 원인이며 약물을 끊는다면 괜찮을 것이라고 생각한다(약물 남용에 대해서 더 자세한 설명은 6장을 보라). 하지만 이같은 생각은 많은 경우에 틀리다. 언젠가 다른 스트레스 상황에서 결국은 나타나게 될 질병을 약물이 발병시켰을 것이다. 환자가 마약류에 다시 손대지만 않는다면 **신경이완제(neuroleptic)**를 더 이상 처방받을 필요가 없다고 여기는 것은 위험한 생각이다. 일반적으로 급성기 동안 투약과 치료를 중단해 버리면, 결국 환자는 약으로 억제하기 어려운 더 심각하게 재발된 상태로 병원을 찾게 된다. 장기 치료 체계에 들어가지 않고 첫 치료를 끝낸 환자는 자살에 이르기 쉽다.

신경이완제(neuroleptic) : 동물에게 투여했을 때 긴장증(catalepsy)을 일으키는 약물. 정신분열병의 증상을 감소시키는데 효과가 있는 모든 약물을 명하는데 사용되어 옴. 때로는 '주요 진정제'로 불리기도 함.

Q4 정신분열형장애라는 것은 정신분열병과 같은 것인가요?

정신분열형장애(schizophreniform)에서, 환자는 정신분열병의 모든 증상을 최소 한 달 이상 보이지만, 6개월 이내에 회복된다. 대개 이런 사람들은 아주 잘 기능하며 매우 갑작스럽게 증상을 나타내고, 약의 도움을 받거나 치료 없이 상대적으로 빠르게 회복된다.

> ***정신분열형장애 (schizophreniform) :***
> 정신분열병의 증상을 가지고 있지만, 정신분열병이라고 하기에는 너무 초기 단계(6개월 이내)에 있는 경우.

Q5 정신분열정동장애는 무엇인가요?

정신분열정동(schzoaffective)장애는 진단적 구분이며, 생물학적 원인으로 보면 동일한 질병이라고 볼 수 있다. 이런 환자는 정신분열병의 모든 증상을 가지고 있으면서도 우울증이나 **조증 행동**(manic behavior) 또는 둘 다와 일치하는 증상을 보인다. 우울증은 일반적으로 아주 슬픈 정서를 느끼고 자살 사고나 행동을 동반하며 결과적으로 종종 수면과 체중의 감소가 나타난다. 반면 조증 행동은 과도하게 의기양양하고 들뜬 기분을 느끼고 말과 생각이 아주 빨라지며 이 시기에 기괴하고 무모한 행동을 하기도 한다. 때로 안절부절 못하는 모습이 조증 행동과 함께 나타난다. 과대 망상 또한 이 증후군의 일부이다.

> ***정신분열정동(Schzoaffective) :***
> 현저한 정신분열병 증상과 우울증 또는 조증의 증상을 모두 가지고 있으며, 이들은 정신분열병-유사 증상과 중복됨. 그러나 항상 일치하는 것은 아니며, 때로 환자들은 정신분열병-유사 증상만 가지고 있으며, 드물긴 하지만 어떤 경우에는 조증이나 우울증상만 가지고 있는 경우도 있음.
>
> ***조증 행동(manic behavior) :***
> 과도하게 들뜨고 좋은 기분을 느끼며 말과 생각의 속도가 매우 빠름.

흥미롭게도, 보통 정신과 의사들은 정신분열병의 하위 유형 중 하나를 결정하는 것뿐만 아니라 정신분열병과 정신분열정동장애를 변별하여 진단하는데 의견차를 보이고, 질병의 진행에 따라 한 개인의 진단도 변하는 듯 하다. 이와 비슷하게, 분열정동장애를 가진 사람을 어느 시점에서 **양극성 장애(bipolar affective disorder)**로 진단해야 하는지에 대해서도 다른 견해를 보인다. 따라서 이전에 정신분열정동장애로 진단받았던 사람들을 어떤 정신과 의사들은 정신분열병으로 보기도 하고 또 다른 정신과 의사들은 조울병(manic-depressive disorder)으로 볼 수도 있다. 일부에서는 이 모든 진단 사이에 생물학적 연속선이 존재할 거라고 생각한다. 극단적이고 더 진형적일수록 정신과 의사들이 일관되게 진단하기 쉽지만, 대부분은 양 극단 사이 어딘가에 위치한다. 이들은 정신분열병 스펙트럼 장애(schizophrenia-spectrum disorder)로 불리거나 진단 범주보다는 나타나는 증상에 의해 분류되고 치료된다. 각 질환들은 그 기저하는 생물학적 요인이 실제로 같다고 하더라도, 전형적인 정신분열병과 유사한 퇴행성 장애(schizophrenia-like degenerative illness)로 진단될 수 있는 것부터 **정신증(psychotic)** 삽화를 주기적으로 보이는 '단일 정신증(unitary psychosis)'까지 다양한 사람들에게 임상적으로 다르게 표현된다(Crow, 1990). 각각의 증상이나 증후군의 생물학적 근거를 명확히 설명할 수 있게 되는 날, 이런 생물학적 근거에 따른 전혀 새로운 진단체계가 만들어 질 것으로 기대한다.

양극성 장애(bipolar affective disorder) :
주기적인 기분 변화로 특징지어지는 정신과적 상태. 때로, 아주 '들뜬' 조증일 때, 양극성 장애 환자들은 정신분열병의 양성 증상과 유사한 특징을 많이 보임.

정신증(psychotic) :
현실감을 잃어버렸다면 정신증이라고 간주할 수 있음. 망상(예, 잘못된 믿음), 환각을 나타냄. 종종 기이하고 위험한 행동을 하고 스스로 유별난 행동을 하고 있다는 것을 인식하지 못하는 것처럼 보임.

Q6 정신분열병은 조울증(양극성 장애)과 어떻게 다른가요?

앞서 언급한 바와 같이, 일부 정신과 의사들이 이 두 질환의 양 극단 사이에 생물학적 연속선이 존재한다고 생각하지만, 둘은 다른 질환이다. 양극성 장애를 가진 많은 사람들은 정서가 안정된 후에 정상적이고, 생산적이고, 아주 창조적인 삶을 살아갈 수 있다. 증상 삽화 이후에 약물 치료를 계속한다면, 본래 잠재 기능을 잃어버리지 않을 수 있는 것처럼 보인다. 더 자주 정신분열병적 증상이 나타나더라도 인지 능력은 손상되지 않는다. 입퇴원을 자주 반복한 심각한 양극성 장애 환자들은 결국 정신분열병과 구분이 힘들게 된다. 이렇듯 일부 생물학적인 면이 아주 유사하다 하더라도 나타나는 결과는 상이한 것이다. 정신분열병은 어린 시절 사회적, 학업적으로 **병전(premorbid)** 적응이 좋지 못한 **신경발달학적(neurodevelopmental)** 장애로 간주되곤 한다. 아동기와 같이 어린 나이에선, 나중에 정신분열병으로 발전할지 양극성장애로 발전할지를 구분하긴 어렵다.

병전(premorbid) :
애매한 징후를 보이며, 질환의 증상이 완전히 형성되기 이전의 기간.

신경발달학적 (neurodevelopmental) :
뇌의 여러 구조가 형성되고 성장하는 동안 일어나는 일.

이 두 질환의 생물학적 요인을 비교하는 연구가 많이 필요하다.

정신분열병에서 나타나는 뇌의 구조적인 변화가 양극성 장애에서 많이 발견되었지만, 정신증적 증상(환각과 망상 등)을 동반하는 심각한 양극성 장애에서는 이러한 변화가 분명하게 보인다. 이러한 차이점과 유사점은 수년 동안 이 주제를 연구해 온 마너로스(Maneros)와 앵스트(Angst)의 책(2000년에 출판됨)에 상세히 나와 있다.

Q7 긴장증은 무엇인가요?

긴장증적 행동(catatonic behavior)은 극단적으로 와해된 모습이며 전혀 움직이지 않거나 침묵하거나, 정반대로 극도로 와해되어 흥분하는 행동(극도의 광란)이다. **긴장증**(catatonia)은 완전히 발현된 증후군으로, 충분한 간호나 최신 약물 치료를 받지 못하는 가난한 나라의 환자들에서 더 자주 나타나며, 오늘날 미국과 서구 국가에서는 실제로 드물나. 긴장증을 가진 환자들은 외견상 아주 눈에 띈다. 이들은 '납굴증(waxy flexibility)'이라 불리우는 특징적인 모습을 보이는데, 이들은 타인이 몸의 위치를 바꾸어줄 때까지 사지를 움직이지 않은 채 한 자세로 가만히 서 있고, 다시 다른 사람이 자세를 바꿔주면 그 자세 그대로 있는다. 현재 미국 정신과 임상 의사들은 이러한 사례를 본 적이 없을 것이다. 그럼에도, 내가 분명하게 기억하는 1980년대 중반(긴장증이 이미 드물 때)에 만난 환자는 외래 진료를 위해 스스로 운전해 오는 젊은 남자였다. 그러나 접수처로 온 뒤에는 움직이지 않고 굳어져서 침묵하고 있는 모습으로 발견되곤 했다. 나는 그를 개인 사무실로 데리고 갔다. 그는 수 분이 지난 후에 반응하였지만, 이도 **진정제**(tranquilizer)를 근육주사한 후에나 가능하였다. 그는 비정상적인 일이 일어나고 있다는 것을 부인하였고 우리가 자신에 대해 의논하는 것을 알면서도 반응하지 않는 이유에 대해서는 설명하지 않았다. 그 후 그는 사고 없이 집으로 운전하여 갔고, 종종 같은 태도로 내 사무실로 다시 들어오곤 하였다.

긴장증적 행동(catatonic behavior) : 근육의 긴장과 경직, 환경에 대한 반응성 부족이 특징적인 행동.

긴장증(catatonia) : 개인이 인식하지 못하는 행동의 극단이 특징적임. 침묵이나 무감각하고 움직이지 않는 것, 반대의 극단은 극도의 광란이나 동요되는 흥분 상태.

진정제(tranquilizer) : 불안하고 동요되는 사람을 가라앉히거나 진정시키기 위해 사용되는 약물. 주요 진정제(major tranquilizer)와 경 진정제(minor tranquilizer)가 있는데, 상이한 화학 성분을 가지고 다른 정신증적 상태에 맞게 처방됨. 경 진정제는 현실감을 잃어버리지 않지만 진정이 필요한 불안한 사람에게 적합함. 주요 진정제는 정신증적 증상에 사용되는 약물임.

나는 2002년 초에 엘 살바도르에 있는 국립 정신 병원을 방문했을 때에도 인상적인 경험을 하였다. 미국 공립 정신 병원에 비해 열악하게 설비된 병원을 견학하면서 가난한 개발 도상국의 정신과 치료의 현실을 자각하게 되었다. 낡은 약물을 과량으로 사용하고 있었고, 정신과 의사들은 최신 약물이 존재한다는 것도 모르고 있었다. 병동의 복도에는 종종 감당할 수 없을 정도로 쏟아져 나오는 소변을 모으는 배수로가 있었다. 그러나 가장 눈에 띄었던 것은 부동의 자세로 있는 고전적인 긴장형 정신분열병 환자들이었다. 불행하게도 우리는 이 상태에 기저하는 생물학적 메커니즘을 이해하지 못했고, 이같은 질환은 최근 더 드물어졌기 때문에 거의 연구되지 못하고 있다.

Q8 시간이 지나면서 경과는 어떻게 되나요?

질환의 경과를 예상할 수 있게 하는 분명한 예측 인자는 존재하지 않으며, 희망하기로는 앞으로 생물학적 요인들이 더 밝혀지기를 바란다. 여자는 질환의 경과가 더 가벼운 경향이 있고 발병 시기도 남성보다 평균적으로 2년 정도 더 늦다. 어릴 때 발병하는 경우와 병전에 사회적, 학업적 기능이 나빴던 것은 경과 예후가 좋지 않은 대표적인 특성이다.

정신분열병의 첫 삽화가 나타난 사례 중 삼분의 일이 만성적인 퇴행성 경과를 밟는다는 것은 오랜 금언이다. 삼분의 일은 중간 정도로 심각하지만 기능할 수는 있고(이전보다 낮은 수준이긴 하지만), 나머지 삼분의 일에서는 다시는 삽화가 나타나지 않는다. 마지막의 삼분의 일이 재발하지 않는다는 통계 수치는 지나치게 낙관적인 것으로 추정되고 있다. 대다수의 환자들이 꽤 잘 대처하지만, 특히 초기에 치료를 받고 건강한 가족의 지원을 받으며, 약물 치료를 지속하는 것이 중요한 비결이다. 현재 명백한 정신분열병 삽화를 처음 겪고 나서 약의 도움 없이 스스로 회복될 수 있다고 생각하는 사람은 10%에도 미치지 못하는 것 같다. 대다수의 사람들은 약물 치료를 해야만 비로소 증상이 나타나지 않는다는 것을 알게 된다. 불행하게도 그들은 더 이상 약이 필요하지 않다고 생각하여 약물 치료를 중단하고, 결국은 재발하게 된다. 게다가 두 번째 삽화 시기는 다양하다. 종종 즉각적으로 나타나기도 하지만 다시 발생하는데 몇 년이 걸리기도 한다. 현재는 부작용이 거의 없는 신약이 개발된 덕에, 환자가 이전 약물을 복용했을 때 경험했던 불편한 부작용을 느끼지 않고 여러 해 동안 안정적으로 약을 복용할 수 있다.

초기에 최신의 약을 이용하여 적극적으로 치료하고, 환자가 약물치료에 더 잘 순응할수록 경과는 좋아지고 더 가벼워진다. 치료를 하지 않고 방치할 경우, 정신분열병의 자연적인 경과는 일생 동안 증상을 나타내면서 퇴행이 지속되는 것이다.

신경 이완제가 널리 사용되기 전에는 환자들은 수년 동안 입원하고 나머지 여생을 공립 병원 안에서 행동과 인지 기능의 퇴행을 겪으면서 살아왔다. 질병 자체의 경과와 환경적으로 박탈된 수용시설의 영향을 구분하기는 쉽지 않다. 정부는 1960년대와 1970년대에 지역 정신 건강 센터의 설립을 위해서 입법 활동을 활발히 하였고, 치료 받던 환자들은 병원에서 퇴원하여 지역으로 돌아갔다. 장기간 수용되었을 때의 부정적 영향을 알고는 있지만, 해결하지 못하고 있다. 종종 환자가 돌아온 생활 환경은 많은 면에서 빈곤하였고 개인의 필요를 지원하지 못하였다. 이처럼 열악하고 문제가 많은 환경과 부분적으로 질환 자체의 특성 때문에 많은 환자들은 다시 병원으로 돌아갔고, 회전문 효과라고 불리는 현상이 나타나기 시작했다. 일생에 걸쳐 환자들은 수없이 많은 입 · 퇴원 기록을 가지기 시작하였다. 입원 시설에 대한 주 정부의 배당 기금은 매년 줄어들었고, 주 병원 당 최대 침대 수는 고작 수백 개에 불과하거나 문을 닫아 버리는 경우도 있었다. 주립 시설의 터를 지나다 보면 한 때는 활발하게 자립적으로 운영되었던 건물이 판자로 둘러 막힌 채 텅 비어 있고 환자들이 있던 땅에는 잡초만 넓게 퍼져 무성한 것을 볼 수 있다.

현재 정신건강 치료는 국제적으로뿐만 아니라 미국에서도 위기이다. 정신분열병은 평생 동안 효과적으로 치료해야 하고 보호받아야 하는 만성적인 질병이다. 장애를 가진 사람들의 요구에 민감하게 반응할 수 있는 법이 제정되어야 하며, 환자들이 바라는 치료적 필요성을 무시하여 결과적으로 낙인 찍히게 만들어서는 안 된다. 그 무엇보다도 이상 약술한 미국과 다른 서구 국가들의 정신병에 대한 치료 역사는 과거의 한 부분으로 남기를 희망한다. 지속적으로 약물 치료를 받는다면 정신분열병에 걸린 사람들도 생산적이고 정상적인 삶을 살 수 있고 불쾌한 증상이나 약물의 부작용으로 힘들지 않아도 된다는 것이 현재의 낙관론이다.

Q 9 정신분열병에 걸리지 않더라도 실재하지 않는 목소리를 듣는 것이 가능한가요?

최근에 치료를 받지 않은 일반인들에 대해 조사한 보고서에 의하면, 환청과 여러 종류의 망상은 흔히 있는 일이라고 한다. 실제로 이 조사에서는 일반 인구의 5퍼센트에서 20퍼센트가 정신증적 경험을 한다고 보고하였다. 하지만 충분히 추적 조사하지 못했기 때문에 이같은 경험을 한 사람들이 결국에 가서 완전히 발현된 정신분열병이나 다른 심각한 정신증적 장애로 진단되었는지는 알 수 없다. 때문에 이 주장은 신중하게 해석될 필요가 있다.

정신분열병 환자들을 치료하는 많은 정신과 의사들이 정신분열병 환자들에게 구체적으로 질문을 하다 보면, 기억할 수 있는 아주 어릴 때에도 소리가 들렸었다고 얘기하는 것을 종종 듣게 된다. 다만 그들은 그것을 '정상'이라고 생각했기 때문에 이런 경험을 말할 생각조차 하지 않았던 것이다.

환청 경험만으로는 당신이 정신분열병이 있거나 발병할 거라는 것을 뜻하지 않는다. 많은 사람들이 의학적 또는 정신과적 문제를 가지고 있지 않지만 특히 잠이 들 때나 완전히 각성되지 않은 채 그냥 걸을 때 소리를 듣는 경험을 하게 된다. 다른 차이점으로 소리의 특성을 생각해야 한다. 누군가가 당신의 이름을 부르는 소리나 소음이 들리지만, 복합적인(complex) 언어를 사용하지 않는다면 덜 심각한 경우이다.

전통적인 정신분열병의 특징은 한 사람 이상의 목소리가 환자에 대해서 대화를 하는 것과 한 사람 이상이 환자의 행동에 대해 비평하는 말소리를 듣는 것이다. '지시 환각(command hallucinations)'이라는 것이 있는데, 환자에게 어떤 행동을 수행하도록 명령하는 것이다. 이 경험은 물론 더 괴로우며 질병의 특성을 잘 나타낸다. 그러나 지시 환각만 나타나는 경우는 드물고, 기이한 행동이나 다양한 망상이 동반된다.

Q10 정신분열병과 광적인 종교성은 어떻게 다른가요?

많은 경우 문화적 규준이나 개인에게 일어날 수 있는 외부 스트레스와 '실제' 망상을 구분하는 것은 어렵다. 예를 들어, 젊을 때 나는 회중이 모여서 소리를 크게 내고 황홀경에 빠질 정도까지 노래하는 부흥 교회 근처에서 일했다. 그들은 모두 급성 정신증적 상태로 지각될 수 있을 정도로 행동에 대한 통제력을 잃고 몹시 압도되어 있는 것처럼 보였다. 하지만 음악이 멈추고 모임이 끝나면 각 개인들은 평범한 상태로 돌아갔다.

종교가 개인의 사회 생활과 직업적, 교육적인 성취에 지장을 줄 때, 당신은 그 믿음을 질병의 '증상'이라고 부를 수도 있다. 이것은 정신 병리가 사회적으로 정상으로 간주될 수 있는 것과 정신과 의사에 의해 비정상으로 간주되는 것 사이의 연속선상에서 다양한 모습으로 존재한다는 실례가 된다. 정신분열병이 정신과 의사들이 갖고 있는 이미지와 달리 과연 실제로 존재하는지 의문을 제기하는 경우도 있다. 이런 관점은 분명 지나치게 극단적인 것이긴 하지만, 처음 진단을 내리기 전에 환자들의 문화적 환경을 고려할 필요가 있다. 이 책에 묘사된 질환은 문화와 연관된 것이라고 보기엔 지나치게 극단적 상태를 보이는 경우들이다. 질환은 모든 문화적 배경과 인종에 동일하게 영향을 미치고, 대부분의 망상은 다양한 문화 속에서도 유사성을 띤다. 과학적인 증거가 없는 '믿음'과 병리적으로 정의되는 '망상'을 구분하는 기준은 계속해서 철학적인 논쟁점이 될 것이다. 그러나 그것은 이 책에서 다루고자 하는 내용을 벗어난다.

Q11 '양성' 증상과 '음성' 증상은 무엇인가요?

양성 증상(positive symptoms)은 행동으로 드러나는 것이다. 소리가 들리거나 행동으로 나타내며, 망상과 환각과 같이 환자를 몹시 괴롭게 하는 것들이다. **음성 증상**(negative symptoms: **결손 상태로 불림**)은 행동이 부족하거나 감소되기 때문에 '음성'이라고 부르는 것이다. 이것은 움직임이나

> *양성 증상(positive symptoms) :* 정신분열병의 환각과 망상과 같은 활발한 증상.

말, 감정 표현, 사회성, 자발적인 행동이 줄어드는 것을 포함한다. 양성 증상은 변하기 쉽고 음성 증상보다 현재 통용되는 약물에 더 잘 반응한다. 음성 증상은 시간이 지나도 잘 변하지 않고 질병의 초기에 나타나긴 하지만 질환이 만성화될 때 더 명확하게 드러나며 안정화된 '잔류기'에서는 유일하게 잔존하는 증상일 수 있다. 클로자핀(clozapine), 올란자핀(olanzapine), 쿼티아핀(quetiapine), 리스페리돈(risperidone)과 같은 최근의 '비정형(atypical)' 약물은 음성 증상을 줄이는데 효과가 있다. 때로 우울 증상이 음성 증상과 부분적으로 일치하기도 한다. 정신분열병 환자가 우울 삽화를 치료하는 항우울제의 덕을 볼 수 있기 때문에 이 둘을 주의 깊게 변별해야 한다.

음성 증상 (negative symptoms) : 철회된 행동, 무표정, 자발성 결여, 흥미 감소, 천천히 말하고 의미 있는 말이 줄어들며 생각과 행동이 느려지는 것으로 나타나는 정신 질환의 특성. 때때로 이 증상은 우울증이나 약물의 부작용과 혼동됨.

Q12 정신분열병 환자들은 언어 문제를 가지고 있나요?

정신분열병의 주요 증상은 모두 언어 인식과 대화 인식을 담당하는 뇌 경로의 장애로 설명할 수 있다. 예를 들어, 뇌의 청각중추와 의미중추가 비정상적으로 연결되어 있으면, 사람들이 말하는 방식이 비정상적으로 들리게 된다. 그 결과 듣는 사람은 실재하지 않는 뭔가를 들었다고 생각하게 되고, 결국 망상의 양상으로 나타나게 된다. 또 한편으로는, 생각과 소리를 구분하는 뇌 영역과 청각 간에 경로가 잘못 연결되게 되면, 자신에 대해 반추하는 생각을 하지만 실제로는 외부에서 들리는 것처럼 여겨지기도 한다.

언어가 와해되는 현상은 좀 더 직접적으로는 언어 경로가 잘못 연결되었을 때 나타나는 한 증상일 수도 있고 질병이 심각한 경우에도 나타날 수 있다. 정신분열병의 음성 증상은 직접적으로는 말이 단순해지고 말의 내용이 빈곤해지는 것처럼 언어 경로 결함 때문에 발생하거나 혼란스럽고 압도적인 양성 증상의 이차적 결과로 나타나기도 한다. 이 모든 증상이 질환의 주요한 원인과 관련되었는지에 대해서는 논란이 많이 있어 왔지만, 이 질환에 대한 이해를 돕는 진전이 이뤄지지는 않았다.

이후에 정신분열병으로 발전하는 아동에 대한 연구는 흥미로운데, 이 아이들은 첫 단어를 늦게 말하기 시작하고 문장으로 된 언어 발화도 정상보다 더 늦다고 보고되는 등 언어 발달에서 지연이 나타나기도 한다. 읽기를 학습하는 것도 다양한 정도로 느리다. 이와 같은 언어의 토대를 습득하는 것이 늦어지는 것은 뇌에서 언어 경로의 발달 시기와 구조가 비정상적일 수 있음을 암시한다.

Q13 정신분열병 환자들은 우울증이 생기게 되나요?

우울증은 대부분의 임상 의사들이 인식하는 것보다 훨씬 더 일반적인 정신분열병의 증상이다. 사실 대부분의 만성 정신분열병 환자들은 질병의 경과 중 어느 시점에서 주요 우울증 삽화를 경험한다. 종종 정신분열병이 처음 발병하기 전에 우울증으로 볼 수 있는 기간이 몇 개월 존재한다. 게다가 급성 정신분열병 삽화가 해결되면서 우울증이 나타날 수 있다. 때로 우울 증상은 말과 움직임이 느려지고 말 수가 적어지며, 활동이나 흥미가 감소되고 철회되는 등의 음성 증상과 혼동될 수 있다. 우울증이 정신증적 증상보다 더 우세할 때는 정신분열정동장애나 심지어 양극성 장애 진단도 고려될 수 있다.

Q 14 기억력 장애는 정신분열병의 증상인가요?

정신분열병은 최신 기억 문제가 특징적인 **알츠하이머형 치매**(Alzheimer's disease)와 뚜렷하게 구분될 수 있다. 그러나 정신분열병의 초기 단계에서 가벼운 인지 장해가 분명하게 나타난다. 대부분의 연구가 **인지**(cognition) 손상이 진행되는 것을 밝혀내지 못하였지만, 발병 직전 즈음에 IQ가 떨어지며 특히 언어적 기억력과 '**작업 기억**(working memory)'이라고 불리는 단기 기억력이 질병으로 손상된다는 것이 몇몇 대규모 연구에서 발견되었다. 이는 초기 뇌 발달이나 청소년기의 발달 문제에서 비롯된 것으로 보인다. 본질적으로 어떤 특성이 손상되는지는 알려져 있지 않다. 일부 연구에서 제안하는 것처럼 정보 인출의 문제인지, 아니면 정보 저장의 문제인지 명확하지 않다. 때로 주의력 문제와 혼동되기도 한다. 어찌 되었든 간에 정신분열병이 있는 사람들은 새로운 것을 배우지 못하고, 정상인도 그렇긴 하지만, 특히 복잡한 순서로 되어 있는 과제일 때는 더욱 그렇다. 인지 문제는 전두엽과 측두엽 피질, 특히 언어를 처리하는 영역인 좌측의 구조적이고 기능적인 장애로 생긴다. 오래된 신경 안정제의 부작용을 치료하는 코젠틴(cogentin)과 같은 일부 약물은 기억력에 영향을 줄 수 있으므로, 기억력 문제에 대해 평가할 때 이를 고려해야 한다.

알츠하이머형 치매 (Alzheimer's disease) : 지남력이 떨어지고 적절한 의사소통이 어려운 노인에게서 보이는 진행성 뇌 장애 중 하나이며, 최근에 더 자주 진단됨. 뇌의 구체적인 변화는 사망 이후 부검에 의해서만 알 수 있지만, MRI 검사에서도 나타날 수 있음.

인지(cognition) : 동물이 생각하고, 추론하고 생존하기 위해 환경을 다룰 수 있게 하는 마음의 특성. 인지는 심리학적 평가를 통해서 측정될 수 있음. 말할 것도 없이, 사람이 아닌 동물에 대한 검사는 훨씬 더 단순하며 사람에 대한 검사가 가장 복잡함. 잘 알려진 IQ는 사람의 인지 기능을 측정하는 척도 중 하나임.

작업 기억(working memory) : 단기 기억력의 현대적 용어.

Q15 정신분열병 환자들은 지능이 낮은가요?

정신분열병이 있는 대부분의 사람들은 정상 지능을 가지고 있지만, 질병의 초기에 IQ가 떨어진다. 일부 연구는 높은 IQ를 가진 사람이 낮은 IQ의 사람들보다 정신분열병 삽화의 예후가 전반적으로 더 좋다고 보고하였다. 그와 반대로, 일부 정신 지체 증후군은 정신분열병과 동시에 나타날 수 있는데, 이런 경우는 대개 병전 적응이 아주 열악하며, 아동기에 특수 반에서 수업을 듣고 청소년이 되기 전에 치료를 많이 받은 개인력을 가지고 있다.

Q16 근육 계통의 문제는 정신분열병과 관련이 있나요?

잘 알려져 있는 심각한 사례인 **운동 곤란증(dyskinesia)**과 같이 정신분열병이 있는 사람에게 나타나는 운동 문제는 약물의 결과라고 여겨져 왔다. 수십 년 전부터는 운동 장애로 알려진 운동 문제와 이상한 움직임이 약을 먹지 않는 정신분열병 환자의 질병이 심해지면서 나타나는 것으로 인식되고 있다. 사실, 이후에 정신분열병이 발병하는 아동은 초기 아동기에서 운동 발달이 다소 늦으며, 지금은 유명한 홈 비디오가 된 엘렌 워커(Elaine Walker, Atlanta)는 출생 당시에도 비정상적인 서툰 움직임을 보였다.

> ***운동 장애(dyskinesia) :***
> 몸을 마음대로 움직일 수 없는 것.

Q17 정신분열병 환자는 수명이 짧거나 정신분열병 때문에 사망하나요?

정신분열병이 직접적으로 수명을 단축시키는지는 명확하지 않다. 심지어

정상인보다 정신분열병 환자들에게는 암이 더 드물게 나타나는지에 대한 논의도 있다. 대규모로 조사한 결과를 보면, 정신분열병 환자들은 과거에는 장기간 시설에 수용되면서 엄격한 건강 관리나 충분한 영양 섭취가 부족했었고 사고 위험과 자살률이 높기 때문에 사망 연령이 더 낮았을 것이다. 오늘날에도 정신분열병을 가진 사람이 적절한 건강 관리와 식이 요법, 수명 연장에 도움이 되는 건강 관련 조치를 받지 못하는 경향이 있다.

Q18 정신분열병과 유사해 보이는 의학적 상태가 있나요?

뇌에 바이러스성 질병을 일으키는 대사 장애, 뇌종양, 특정 염색체 이상과 같은 다른 많은 질환에서 때때로 환각과 망상이 나타난다. 그러나 일부 환청은 그렇지 않다. 예를 들어, 한 사람 이상이 환자에 대해 이야기하거나 어떤 사람이 환자의 행동에 대해 평을 하는 목소리를 듣는 경우 이것은 정신분열병에 더 가깝다. 질병의 경과 또한 더 독특하며 다른 질환과 구분할 수 있는 특징이 될 수 있다. 앞서 언급한 모든 다른 병인들은 신체적 증상을 나타내면서 이와 함께 정신분열병의 특징이 없는 정신증을 동반한다. 누군가가 정신분열병의 첫 삽화로 보이는 증상으로 병원을 찾아왔을 때, 정신분열병이 아닌 다른 의학적 상태일 가능성을 확인해야 하며, 특히 정신분열병이라고 보기에 전형적이지 않은 양상이나 특징을 보이는지 면밀히 살펴야 한다.

Q19 정신분열병 환자는 자녀를 더 적게 갖게 되나요?

생식력(fertility)과 **번식력**(fecundity)은 다른 개념이다. 정신분열병이

생식력(fertility) :
자녀를 잉태할 수 있는 정상적인 생물학적 기능.

번식력(fecundity) :
다산력

겸상 적혈구 빈혈증 (sickle-cell anemia) :
원반 모양으로 생긴 정상 적혈구가 초승달 모양으로 변형되는 유전병.

있는 사람이 철회되고 행동이 특이한 경우, 짝을 만들고 싶어하지 않으며 다른 사람에게 매력적으로 보이지도 않을 것이다. 이들은 친밀한 관계를 맺기 힘들어 하여 성적인 문제까지 나타난다. 이것은 여성보다 남성의 경우 더욱 그러한데, 일부 연구에서는 정신분열병이 있는 남자의 자녀 수가 여자보다 더 적다고 밝혔다. 그렇다면 자녀의 수는 감소되는데 질병 자체는 왜 줄어들지 않는 것일까? 일부 질병에서는 생식력이 줄어들거나 소멸됨에도 불구하고 질환 자체가 유전적인 이점을 띠고 있는 경우가 있다(**겸상 적혈구 빈혈증(sickle-cell anemia)**과 말라리아 저항성의 경우처럼: 겸상 적혈구 빈혈증의 유전자를 가진 사람은 말라리아에 대한 저항성이 있음). 하지만 정신분열병에 대해서 그러한 관련성이 묘사된 바는 없다. 따라서 정신분열병이 오늘날까지 존재하고 발병률이 줄어들지 않는 이유는 여전히 불분명하며 연구자들이 탐색해야 할 흥미로운 질문으로 남아 있다.

Q20 *정신분열병 환자가 없는 사회가 존재하는가요?*

이것은 뜨겁게 논란이 되고 있는 쟁점이다. 풀러 토레이(E. Fuller Torrey, 1980)는 그의 책 '*정신분열병과 문명화*(Schizophrenia and Civilization)'에서 정신분열병이 세계 도처에 퍼져 있으나 일부 고립된 지역에서는 존재하지 않는다고 기술하였다. 특별히 그는 파푸아뉴기니의 고지대가 정신분열병을 찾아볼 수 없는 지역이라고 묘사하였다. 그러나 현재 파푸아뉴기니에서 활동하고 있는 정신과 의사는 토레이(Torrey)가 분명 몇몇 사례를 간과했고, 이러한 사례에 대한 기록이 문헌 속에 남아 있다고 말한다. 이같은 사회를 더 면밀하게 연구하는 것은 흥미로운 일이다. 예를 들어, 남아프리카의 산(San) 부족은 지구상에 존재하는 가장 오래된 아프리카인 집단이라고 알려져 있다. 이들은 주변의 문명화된 사회로 둘러싸여 있음에도, 스스로 사회에서 고립되어 선사시대의 수렵 채집 문화를 고수하고 있다. 이들에서 정신분열병이 존재하지 않는 것으로 보고되고 있지만, 사실은 부족법상 서구의 훈련 받은 전문가가 이 문화 속에서 정신병이 존재하는지를 검사하기 위해 부족으로 들어가는 과정 자체가 어렵기 때문에 나타난 결과라고 볼 수 있다. 이같이 드문 사례에도 불구하고 세계 보건 기구(World Health Organization)는 수년간에 걸친 연구를 통해 정신분열병이 인간의 보편적인 질병이라는 것을 보여주었다. 이 사실 자체는 유전학적 기원에 대한 실마리를 보여준다. 현대 **호모 사피엔스(Homo sapiens)**는 대략 15만년 전 아프리카의 한 뿌리에서 기원하기 때문에, 새로운 유전 변이가 정신분열병을 일으키지는 않는 것 같다. 유전병은 보편적이므로 현대 인류의 역사만큼 오래된 것이 틀림없다. 복잡한 언어 능력은 명백하게 인간의 것이고, 정신분열병을 언어와 관계된 생물학적 경로의 장애로 볼 수 있기 때문에, 언어 능력을 결정하는 **유전자**(혹은 유전자들)가 정신분열병과 관련되어 있을 수 있다(Crow, 1997; DeLisis, 2001).

호모 사피엔스(Homo sapiens) : 현대 인류에 대한 과학적인 명칭.

유전자(gene) : 유전의 기능적인 단위로, 염색체 구조 내 고정된 위치를 가짐.

제 2 부

치료: 언제, 어디서, 누구에게, 어떻게 치료받을 수 있나요?

"별 생각 없이 무릎을 꿇고 앉아 있다가, 갑자기 리튬 먹는 것을 깜박했다는 게 생각났다. 핸드백에 손을 뻗어 병을 열자마자 병 안에 있던 약이 성당 바닥에 모조리 떨어져버렸다. 바닥은 더럽혀졌고, 사람들이 주위로 몰려들었다. 나는 너무 당황해서 약을 주워 담을 수가 없었다."

케이 레드필드 재미슨(Kay Redfield Jamison)이
자신의 정신 질환에 대해 밝힌 자서전 중
캔터베리 대성당을 여행하던 대목에서

Q21 어떻게 정신분열병의 초기 증상을 전문적으로 치료할 수 있을까요?

현재 많은 의사와 치료사들이 정신분열병의 초기 증상을 치료하고 있으며, 미국과 일부 국가의 건강 관리 제도상 일반의, 가정의, 소아과 의사, 응급실 의사들이 처음으로 이 증상을 접하게 될 수도 있다. 때로는 청소년기의 정서 변화와 초기 경고 사인을 구분해내기 어렵기 때문에, 종종 일반의와 소아과 의사는 환자가 '자라면서 좋아질 것'이라며 부모의 훈육이 필요한 경우처럼 조언한다.

초기에 가족과 건강관리 전문가들이 청소년들의 심각한 행동장애를 정신병이 임박한 징후로 이해하지 못하여 장애가 심각해진 경우가 많다. 콜로라도의 칼럼바인 고등학교 살해자들이 바로 그 예이다. 소년들은 또래들의 관심사나 생각에는 흥미 없어 하고 자기들끼리 어울려 다녔고, 망상이 나타나기도 하면서 점차 비정상적으로 변하고 있었다. 하지만 부모와 교사들 대부분은 이런 점들을 알아차리지 못하였던 것 같다. 이들은 이상한 방식으로 말하고 행동했는데, 주변에서 아이들에게 심각한 병리가 진행되고 있다는 것을 간파했어야 했다. 그 대신 아이들을 청소년 치료 보호소에 보냈고, 사회 사업가들도 아이들이 급격히 나빠지는 것을 알아차리지 못하였다. 이후로 이와 비슷한 학교 사건이 계속해서 뉴스에 보도되어 왔다. 자신이나 타인을 위험에 빠뜨리는 행동을 하고 황폐해진 모습이 나타난 후에야 초기 증상을 알게 되는 경우가 비일비재하다. '롱 아일랜드 열차 학살(Long Island Railroad Massacre)'은 또 다른 유명한 사건이다. 여러 해 동안 청년은 점점 더 피해 의식과 망상에 빠져 갔지만 주변 사람들은 그 증상에 대해 알지 못했다. 어느 날 저녁 그는 소총을 들고 뉴욕 펜 역의 통근 기차에 올라타 여러 승객을 무작위로 쏘았고, 그제서야 비로소 사람들은 그의 상태에 대해 알게 되었다.

정신과 수련을 받지 않은 일반의들도 초기 정신분열병 환자를 치료할 순 있겠지만, 훈련된 정신과 의사들이 초기 증상과 최신 약물, 그 복용량과 효과 및 부작용, 약 처방의 시기와 기간에 정통하기 때문에 가장 적합한 치료를 할 수 있다. 특히 숙련된 정신과 의사들은 어떻게 추후 진료와 장기 치료를 이끌어가야 할 지 잘 알고 있다. 이것은 물론 이상적인 경우이며, 미국에서 정신분열병이 있는 대다수의 사람들은 빠른 시간 내에 건강 보험 혜택을 다 써버리거나 전혀 보장 받지 못한다. 치료약은 비싸고, 치료가 계속됨에 따라 정신분열병이 있는 사람들은 연봉이 높은 직장을 구하거나 보험 혜택을 받을 수 있는 정규직을 유지하지 못하게 된다. 실제로 수 년 동안 이어지는 전구기 기간에 사람들이 직장을 잃거나 대학을 중퇴하여 결국은 보험 혜택을 받지 못하게 되는 경우가 매우 흔하다.

Q22 꼭 정신과 의사에게 진료를 받아야 하는지, 얼마나 자주 진료를 받아야 하나요?

심리 치료를 하는 일반의, 심리학자, 사회 사업가들이 정신분열병 환자를 치료할 수 있지만(앞에서 말했던 것처럼), 정신과 의사가 최신 약물을 사용하는 방법을 가장 잘 알고 있다. **약물 치료**(pharmacotherapy)는 기본이 되는 치료 형태이며, 정신과 의사만이 약을 처방할 수 있다. 지지적인 심리 치료나 **인지 행동 치료**(cognitive behavioral therapy, CBT), 가족 치료와

약물 치료(pharmacotherapy) : 약을 사용하여 질병을 치료하는 기법.

같이 사회 사업가, 심리학자, 전문 간호사들이 치료에 도움을 줄 수 있지만, 약물 치료만이 증상을 누그러뜨릴 수 있다. 다른 치료는 약물을 보조하는 역할을 할 뿐이다. 그렇다고 약물 치료가 모든 답을 가지고 있지는 않다. 예를 들면 어떤 환자들은 약물에 잘 반응하지 않고 불편한 부작용을 호소할 수도 있다. 약물은 아직까지 질병의 생물학적 근본 원인을 '완전히 치료'하기 보다 효과적으로 증상을 억제하는 것으로 보인다. 마치 아스피린이 독감 때문에 생긴 두통과 발열 증상을 약화시키는 것과 같다. 환자가 약물로 진정되고 나면 심리치료사, 사회 사업가, 작업 치료사는 환자의 삶의 질을 개선하기 위한 사회적인 치료를 맡아야 한다. 정신과 의사가 맡고 있는 환자가 많을 때는 환자 개개인의 실제적인 필요를 지켜보거나 환자가 약을 잘 먹고 치료를 잘 따라오는지 확인하기가 매우 어렵다. 다른 전문가들은 각 환자가 질환으로부터 벗어나 좋은 모습으로 호전되는데 필요한 지원을 해주며, 환자의 회복 과정에서 없어서는 안 될 중요한 역할을 한다.

인지 행동 치료(cognitive behavioral therapy: CBT) : 사람이 무언가에 대해 생각하는 방식이 행동의 원인이 된다는 원리에 기초한 간단한 심리치료 형태. 따라서 CBT는 부적응적인 행동을 일으키는 사고 패턴을 변화시키는 데 초점을 맞춤.

Q23 *왜 어떤 정신과 의사는 정신분열병 환자를 진료하지 않나요?*

적어도 미국에서는 일반 정신과 개업의들이 여러 가지 이유로 정신분열병 환자를 거의 치료하지 않는다. 첫 번째 이유는 의사들이 환자가 자신이나 다른 사람에게 해가 되는 어떤 행동을 했을 때 소송에 휘말리게 될까 봐 두렵기 때문이다. 이들은 고립되어 있는 개인 사무실에서 진료할 때 환자들이 폭력과 공격적인 행동을 보일까봐 걱정한다. 두 번째 이유는 정신분열병이 있는 사람들은 자원이 빈약하고 거의 항상 실업 상태로 있기 때문이다.

정신분열병 자체의 특성상 일하는 것이 어렵기 때문에 결국 보험의 보장을 받지 못하게 된다. 재정적으로 넉넉한 집안의 환자라도, 빠른 속도로 부모의 재산을 다 써버린다. 정신과 개업의는 정신분열병이 있는 사람을 거의 진료하지 않고 그럭저럭 운영해 간다. 따라서 임상 장면에서 대부분의 환자들은 일반의나 정신과 의사에게 진료받은 후에 사회 복지 상담원과 정신보건 사회 사업가들로부터 추후 관리를 받는다. 불행하게도, 정신분열병이 있는 대다수의 사람들은 꾸준히 치료 받지 않고, 입원까지 했던 사람도 퇴원한 후에는 외래 진료를 받으러 오지 않는다. 이들은 지지를 얻을 수 있는 가족의 집을 떠나 목적 없이 배회하곤 하며 때로는 증상의 결과로 노숙자로 지내게 된다.

(역자 보완 설명: 한국의 경우, 정신분열병 환자를 치료하지 않는 개업의는 거의 없다. 의료 보험혜택도 비교적 잘 되어 있어서 병원진료의 어려움은 거의 없는 것으로 보여진다.)

Q24 보험에 들지 않았거나 가입한 보험이 정신과 치료를 보장하지 않는다면 어떻게 해야 하죠?

오늘날 미국의 건강 관리에 있어 매우 심각한 문제는 보험 혜택이 부족하다는 것이며, 현재 일부 국가의 건강 관리 제도는 절망적이다. 일부 국립 병원 응급실에서는 응급 치료를 해 주고 환자를 적절한 클리닉에 위탁해 준다. 응급실에 배정된 사회 사업가는 그 지역에서 이용할 수 있는 기관을 잘 알고 있는 경우가 많다. 게다가(미국의 경우) 환자의 소득 수준에 따라 지불 금액을 달리하는 제도가 마련되어 있으며, 마음이 따뜻한 많은 정신과 의사들은 환자가 지불할 수 있는 만큼만 치료비를 받을 것이다. 현재 많은 정신과 의사들이 '건강 관리에서 정신 질환의 입지'를 위해 미국 연방 정부를 대상으로 로비 활동을 하고 있다. 의회는 정신분열병을 비롯한 다른 정신병도 당뇨, 고혈압과 다른 만성 질환과 같이 보험으로 보장되어야 하는 의학적인 질환이라는 것을 인정해야 한다. 하지만 현실은 그렇지 않아서 의회에서 이러한 법안을 상원에 올리는 데 애를 먹고 있다. 미국 내에서 건강 관리 서비스를 받을 수 있는 또 다른 방법은 가까운 정신 질환자들을 위한 전국 연합(National Alliance for the Mentally Ill: NAMI)의 지부에 찾아가는 것이다. NAMI는 치료를 즉각적으로 받을 수 있는 가장 좋은 곳을 알고 있으며, 종종 그들 가족이 겪은 경험을 바탕으로 조언해 줄 것이다. 그들은 어려운 때에 실제적인 도움을 줄 뿐 아니라 정신병을 함께 이겨나가는 가족들을 지지해주는 중요한 역할을 한다.

Q 25 정신분열병이 있다면 병원에 입원해야 하는지, 그렇다면 얼마나 오래 입원해야 하나요?

불행하게도, 많은 경우는 환자가 정신증적인 증상(자신이나 타인에게 위험한 정도로 현실에 대한 인식이 없어진 상태)을 보인 후에야 정신분열병의 증상을 처음 알아차리게 된다. 환자들이 자발적으로 병원에 가는 일은 드물고 보통 가족이나 친구들이 강제로 데려 가거나 경찰이 호송해가게 된다. 많은 국가에서, 특히 가난한 나라에서는 현대적인 병원 시설이 서구보다 낙후되어 있고 정신 병원에 대한 인식 또한 부족하여 입원한 환자는 아예 다시 돌아오지 않을 사람으로 생각한다. 그래서 이들은 정신 '수용소'를 몹시 두려워한다. 의료진의 수준과 병원 시설이 열악하여 최신 약품으로 치료하지 못하고 오히려 환자를 사회로부터 더욱 격리시키게 되는 경우가 많다. 예를 들어 내가 엘 살바도르의 국립 정신 병원에 방문했을 때가 그런 경우였는데, (심지어) 정신과 의사들이 최신 정보를 얻을 수 있어야 할 도서관

조차 주요 저널을 구비하고 있지 않았다. 10년 전 미국 정신의학회지(The American Journal of Psychiatry)의 낡은 복사본만 책꽂이에 꽂혀 있을 뿐이었다. 중앙 아시아와 같은 다른 나라에서는 환자 자신이나 다른 사람들을 해치지 않게 하려고 가족들이 환자를 집 벽이나 문 손잡이에 쇠사슬로 묶어 놓는다. 오래 전 미국에서는 정신 병원의 실태에 대해서 많이 보도되었고, 내가 어릴 때 본 스네이크 핏(The Snake Pit)이나 1960년대의 뻐꾸기 둥지 위로 날아간 새(One Flew over the Cuckoo's Nest)와 같은 할리우드 영화의 소재가 되기도 했다. 실제로 오래 전에는 뻐꾸기 둥지 위로 날아간 새에서 묘사된 것처럼 전두엽 절제술이 행해졌고, 스네이크 핏에서와 같이 환자들은 불결한 곳에서 지냈다. 그러나 상황은 확실히 달라졌다. 미국과 다른 산업 국가들의 종합 병원에는 대부분 정신 병동이 있으며, 정신분열병 환자는 약물 치료를 통해 안정될 때까지 입원할 뿐 아니라 외래 진료도 적당한 간격으로 받는다(대부분 10일에서 30일 간격).

Q26 *제약 회사가 신경이완제를 개발하기 전에는 어떤 치료를 했나요?*

정신분열병의 치료 역사는 흥미롭고 여러 책에서 읽기 쉽게 쓰여져 있다. 많은 이들이 사실을 바로 알지 못하고 오히려 실제 정신 의학에 반하는 작가의 편견을 맹신한다(Fink, 1999; Whitaker, 2002). 최근 영국의 베스트셀러 소설인 세바스티안 폭스(Sebastian Faulks)의 *'Human Traces'*는 100년 전 정신병 환자의 치료에 대한 재미있는 역사에 대해 설명한다. 하지만 유감스럽게도 이 책은 진실에서 다소 빗나간 면이 있는데, 실제로는 한 세기 이후에야 만들어진 정신분열병 환자의 특성에 대한 가설(Crow, 1997)을 당시 정신과 의사들이 만들었다고 설명하였다.

정신분열병 증상이 있는 사람들은 외양이나 행동이 극히 부적절하였기 때문에 항상 사회에서 눈에 띄었다. 따라서 그들은 종종 '정신병자', '정신이 나간', '미치광이' 등으로 불렸다. 1800년도 말부터 20세기 초까지 미국과 유럽에서 이러한 환자들에게 주거를 제공하기 위해 도시로부터 멀리 떨어진 곳에 거대한 정신 수용 시설을 만드는 움직임이 크게 있었다. 정신 질환에 대한 관리 문제에 집중하다 보니, 일부는 서구 문명화된 사회에서 정신분열병의 유병율이 실제로 증가하고 있다고 믿게 되었다(Torrey & Miller, 2000). 그럼에도 대부분의 연구자들은 이것은 과학적 근거가 없는 착각이며 **정신 이상(insanity)**에 대한 진단 체계와 정의가 변했기 때문이라고 설명한다.

> ***정신 이상(insanity) :*** 정신적 기능이 원활하거나 마음이 건강하지 못하여 옳고 그름을 분간하지 못할 정도로 판단력이 흐려지는 것.

이 시기의 대부분의 치료는 기본적으로 사회로부터 격리시키는 것이었다. 쇠사슬로 묶거나 얼음 속에서 찜질을 시키거나 혈액을 뽑아내거나 심지어 치아를 뽑는 등 신체 억제를 포함한 다양한 치료가 행해졌다. 20세기의 상당 기간 동안에도 많은 병원에는 환자들을 냉 찜질시키는 병동이 있었고, 모든 병동에 격리실을 두어 흥분한 환자를 다른 환자들과 직원들로부터 분리시켰다. 종종 환자들은 직원들의 두려움 때문에 이 방에 필요 이상으로 오래 있곤 하였다. 드물지만 정신분열병으로 오진된 사람들 중 중독성 약물을 끊었거나 심장 질환이 있었던 경우에 이같은 치료를 받다가 불행하게 사망하기도 하였다. 인슐린 충격 요법은 보편적인 치료법이었다. 신경이완제의 선구자격인 약물은 레설핀(reserpine)이었는데, 페노티아진(phenothiazine)이 널리 보급되기 전까지 자주 사용되었다.

또한 20세기 중반까지 정신분열병을 치료하는 정신분석학자들은 인기를 얻었고, 1970년대까지 훌륭한 교육 기관에서 잘 훈련되었다. 캔자스 주에 있는 메닝거 클리닉(Menninger Clinic)과 메릴랜드에 있는 체스트넛 로지(Chestnut Lodge)가 그런 곳이었다. 캠퍼스가 아름답게 조성되어 있는 체스트넛 로지는 넉넉한 방과 부엌 시설을 갖추었고, 환자들이 운동할 수 있는 멋진 수영장도 있었다. 환자들은 잘 알려진 분석학자인 프리다 프롬 레이히만(Frieda-Fromm Reichman)이 개발한 치료를 받았으며, 이 시설은 소설 '*로즈 가든*(I Never Promised You a Rose Garden)'으로 유명해졌다. 환자들은 유아기로의 정신분석학적 퇴행이 필요하다고 배우며, 증상을 개선하고 적절한 현실감을 회복하기 위해서 발달 단계를 천천히 다시 거치게 된다. 1980년대 신경이완제가 정신분열병이 있는 모든 환자에 대한 치료제로 자리매김하면서 체스트넛 로지는 신임을 잃는 위협을 맞게 되었다. 기관은 점차적으로 인기를 잃고 부유한 환자만이 이용하다가, 기관의 명성이 점점 떨어지면서 결국 문을 닫게 되었다.

Q27 *전두엽 절제술이 무엇인가요?*

20세기의 초기에 포르투갈의 에가스 모니즈(Egas Moniz)는 '뇌엽 절제술(leucotomy)'이라고 불리는 새로운 기법을 발명했다(그는 이것으로 노벨 의학상을 수상하였다). 이 수술 기법은 측두엽 위 두개골에 구멍을 뚫고 바늘처럼 생긴 도구를 사용하여 전두엽 일부 영역의 뇌 조직 사이의 연결을 절단시키는 것이다. 이 방법은 수용되어 있는 심각한 정신과 환자들의 불안이나 흥분, 통제가 힘든 심리적 스트레스를 완화시켜 준다고 보고되었다. 얼마 후 프리드만(Freedman)이 이 기법('**전두엽 절제술(lobotomy)**'이라고 개명됨)을 미국으로 들여왔으며, 이 수술법의 인기가 최고조였던 1900년대 중반에는 수천 번의 수술을 집도하였다(El-Hai, 2005).

> ***전두엽 절제술(lobotomy) :*** 수술을 통해 뇌 신경다발을 분할시키는 것. 보통 전두엽에서 시상으로 이어지는 신경을 절제하는 것을 말함. 다양한 방식으로 시술되었는데, 대부분은 두 눈 사이의 코 위로 바늘을 삽입하는 방식이었음. 이것은 뇌의 전두엽과 다른 구조를 연결하는 신경을 절단할 수 있게 해주었음.

1930년대에서 1950년대까지 전두엽 절제술은 미국의 정신 병원 도처로 확산되어 훌륭한 정신 의학 기술로 널리 받아들여졌다. 어떤 환자들은 이 수술을 통해 극적으로 호전되었지만, 이 기법은 너무 과용되어 간호 직원이 단지 '어렵다'고 판단하거나 시설 내 사회적 장면에서 행동 문제를 보이는 환자에게까지 시술되었다. 아주 부유하고 내력이 좋은 가문에서도(케네디의 딸과 같은 경우) 예사로 병에 걸린 가족에게 전두엽 절제술을 받게 하였다.

Q28 치료 약은 어떤 게 있나요?

1960년대 이후, 항정신병 약물은 정신분열병에 대한 주된 치료방법이 되었다. 그리고 정신분열병 초기에 이 약물을 복용했을 때 예후가 더 좋았다. 사실 1960년대에는 새로운 약들이 장기 입원 병동을 '비게' 만들 것이고, 정신분열병 환자를 사회의 주류로 복귀시킬 수 있을 거라고 기대했었다. 하지만 약물의 부작용은 여전히 심각하고 다양하게 있었고, 임상적 효과를 얻기 위해 복용량은 점점 늘어났다. 많은 환자들은 고용량에도 반응을 보이지 않았다. 1970년대 클로자핀(clozapine)이 유럽에 소개되었고, 일반 약물에 반응하지 않던 환자들이 상당한 효과를 보였다. 그러나 클로자핀의 부작용으로 생명에 위협적인 백혈구 감소증이 나타났고 드물게는 일부 환자가 사망하게 되는 등의 사례가 보고되면서, 클로자핀의 사용은 제한되었고 미국의 시장에서 사라졌다. 하지만 1980년대 후반에 미국에서 클로자핀에 대한 관심이 다시 생겨났다. 정신증적 증상이 뚜렷하고 사고 장애가 있던 환자가 클로자핀으로 기적적으로 회복하여 정상으로 돌아왔고, 퇴원하여 계속 약을 먹으면서 직장에 지원했다는 기사가 신문을 장식했다. 미국에서 새로운 실험들을 시도하였고 클로자핀이 심각한 부작용을 일으키지 않는 것으로 나타났기 때문에, FDA는 클로자핀을 지연성 운동 장애에 대한 치료제로 사용하는 것을 승인하였다. 또한 다른 약물에 반응하지 않는 환자에게 사용하는 것도 승인하였다. 단점은 클로자핀을 복용한 환자들에서 백혈구 감소증이 발생하지는 않는지 자주 피검사를 하며 면밀하게 진료를 받아야 한다는 것이다. 이후에 클로자핀이 자살 성향을 예방하는데 독자적인 효과를 가지는 것으로 나타났다. 따라서 오늘날 정신분열병의 주요 치료제로서 클로자핀의 가치는 눈여겨볼 만하다. 클로자핀이 재 출시된 이후로 심각한 백혈구 감소증이나 사망과 같은 사례는 보고되지 않았다.

그동안 많은 제약 회사들이 클로자핀과 신경화학적 메커니즘은 유사하지만 혈관계에 덜 유독한 정신분열병 신약을 개발해 오고 있다. 이 같은 신약은 대부분 지난 10년 동안 사용되어 왔고 시장에서 세력을 넓혀가고 있다. 이 약물들은 2세대 신경이완제나 '비정형 약물(atypicals)'이라고 불리며, 얀센 제약(Janssen Pahrmaceuticals)의 Risperdal(risperidone), 릴리(Lilly)의 Zyprexa(olanzapine), 아스트라제네카(Astra-Zeneca)의 Seroquel(quetiapine), 브리스톨 마이어 스큅(Bristol-Myers Squibb)의 Abilify(aripiprazole), 화이자(Pfizer)의 Geodon(ziprasidone) 등이 포함된다. 복용량과 효능은 약마다 다르지만, 일반적으로 유사한 효력을 가지며 부작용은 훨씬 적어졌다. 따라서 Haldol, Thorazine, Mellaril, Navane과 같은 초기 세대 약물과 비교할 때, 훨씬 더 좋은 약물 내성을 보인다.

Q29 약은 어떤 부작용이 있나요?

비정형 약물과 연관된 두 가지 부작용이 많은 사회적 관심을 받고 있다. 하나는 체중 증가이고 또 다른 하나는 포도당 대사와 관련된 당뇨병과 유사한 증상이다. 각 제약 회사가 자신의 약이 다른 경쟁사의 약보다 부작용이 적고 여러 영역에서 더 효과적이라는 연구 결과를 보고하지만, 결과가 편향되었을 수 있다. 따라서 NIMH(미국 국립정신건강협회)는 약물의 효과와 부작용을 비교하기 위해서 비정형 약물 몇 가지와 구세대 약물 중 하나를 포함시킨 CATIE라고 불리는 다 센터 비교 실험을 지원했다. 놀랍게도 자료 분석의 초기 단계에서는 약물들 간에 차이가 거의 없었지만, 앞으로 추가적인 결과가 보고될 것이다.

비정형 약물의 효과가 확실하게 증명되있기 때문에 수년 전부터 미국에서는 Haldol, Thorazine과 같은 오래된 약들을 많이 사용하지 않고 있다. 그러나 일부 국가에서는 지금까지도 이 같은 오래된 약물을 주되게 사용하고 있으며, 그에 따라 운동 장애와 같은 부작용이 여전히 나타나고 있다. 오래된 약물은 주로 파킨슨병과 유사한 부작용(진전과 경직)을 일으키며, 어떤 경우에는 지연성 운동 장애가 나타나기도 하는데, 이것은 사지와 혀의 움직임이 통제되지 않는 심각한 부작용이다. 때로는 복용을 중단하면 원상태로 회복되곤 하지만, 많은 경우 그렇지 않다. 약의 중단과 재투약을 반복하다 보면 지연성 운동 장애가 더 심해지기도 한다. 이들은 장애 그 자체 때문만이 아니라 겉으로 드러나는 모습이 기이하기 때문에 사람들 사이에서 눈에 띄고 낙인 찍히기 쉽다. 약물에 의한 다른 부작용으로는 졸리움, 어지러움, 저혈압, 성욕의 감소와 간장 손상 등이 있다. 새로운 2세대 항정신병 약물(비정형 약물)에서는 이 부작용 중 어떤 것도 문제가 되지 않는 것 같다.

Q30 약의 부작용은 어떻게 치료하나요?

진전(떨림)이나 근육의 경직과 같은 증상을 치료하기 위해서 Cogentin과

Artane(항콜린제와 항히스타민제)과 같은 약물을 쓴다. 그래도 예전 약을 복용하는 대부분의 환자들은 두드러진 부작용을 보인다. 현재는 새로운 비정형적 약물에서 보이는 체중 증가와 물질 대사와 관련된 부작용을 줄이기 위해 치료제가 새롭게 개발되고 있다.

Q31 약을 대신할만한 치료법이 있나요?

나는 약 이외에 다른 방도는 없다고 생각한다. 소위 대체요법을 선전하는 것은 대중을 잘못된 길로 빠뜨리는 것이다. 단지 보조적인 역할을 하는 치료법만이 있을 뿐이며, 그 중 비타민과 건강 식품과 같은 식품 보충제는 아무런 효과가 없고 그나마 인지행동치료(CBT)와 같은 치료법이 효과를 보일 수 있다.

Q32 인지 행동 치료(cognitive behavioral therapy, CBT)는 무엇인가요?

CBT는 다양한 감정적, 행동적인 특성을 치료하는 보편적인 치료법으로 자리잡아 왔다. 정신분열병 환자가 약물 치료를 통해 안정되었다 해도 약으로 해소되지 않는 기본적인 기능 장애가 있을 때, 최근에는 약물 치료와 함께 CBT를 보조적으로 활용하는 것이 보편적인 추세다. 영국 맨체스터에서 행한 한 연구는 정신분열병 **전구기(prodrome)**에 CBT만 시행하는 것으로도 정신분열병 발병 시기가 늦춰지는 효과가 있다고 발표하였다. 그러나 이는 앞으로 반복 검증될 필요가 있

전구기(prodrome) :
질병의 초기나 전조 증상. 명백한 특정 전구기 증상이 밝혀진다면, 그 질병을 초기에 알아차릴 수 있을 것임. 이 증상은 질병이 거의 확실해질 것을 예견케 함.

다. 세밀하게 수행된 몇몇 연구는 인지행동치료의 효과를 증명하고 있다. 특히 영국에서 이 치료법이 자주 활용되고 있으며 미국에서도 일부 심리학자가 CBT를 시행하고 있다.

CBT는 두 가지 요소, 즉, 행동적인 면과 인지적인 면을 가지고 있다. 행동 치료는 문제되는 상황과 그에 대한 개인의 반응 사이의 연결을 약화시키려는 것이다. 반응은 두려움, 우울, 분노와 같은 감정과 자기 파괴적이거나 자신을 해치는 행동 등으로 나타날 수 있다. 치료에서 인지적 측면은 생각 패턴을 수정하는데 초점을 두며, 이는 정서 상태를 변화시키고 결국에는 행동이 바뀌는 것을 목적으로 한다. CBT는 우울증, 공황 장애나 불안 장애, 공포증과 같은 질환에서 성공적으로 사용된다. 정신분열병 치료에 있어 CBT의 기본 원리는 정신분열병이 비이성적인 신념 덩어리 속에 매몰되어 있으며, 그렇기 때문에 간단한 기술을 배우면 이러한 믿음이 일상 생활에 주는 영향을 줄일 수 있다는 것이다. CBT 치료자는 환자들에게 사고 패턴이 왜곡되어 있다는 것을 깨닫게 하고 '인지적 재구조화(cognitive re-structuring)'라고 불리는 절차를 통해 이런 패턴을 바꾸도록 훈련시킨다. 이는 환자가 자신의 행동 방식을 이해하면 변하게 된다고 가정하는 정신 역동 치료와는 다르다. CBT는 행동하는 원인을 이해하는 것이 아니라 행동 교정 기술을 통해 행동상의 변화를 이끌어내는 것이다. 환자들이 곤란한 상황에서 새로운 반응을 시도할 수 있도록 돕는 행동 과제도 이에 포함된다. 인지적 시연(cognitive rehearsal)이라는 것도 있는데, 이것은 환자들이 문제 상황을 상상하고 그 상황을 다루도록 치료자가 지도해주는 것이다. 또한 환자들은 생각, 감정, 행동 일지를 쓰는데, 이 같은 과제는 정신분열병 환자에게는 어려울 수 있다. 치료자는 조건화(긍정적 강화)를 사용하여 단계적으로 두려움에 둔감해질 수 있도록 한다. CBT는 보통 16주 이상 이어지는 다른 심리치료에 비해 상대적으로 짧은 기간 내에 끝난다. 미국에서 많은 보험이 인지 행동 치료 비용을 부담하도록 설계되지만, 정신분열병에 이 치료법을 쓰는 것은 보장하지 않고 있다. 미국에는 CBT 전문 기관이 많이 있다. 영국 뉴캐슬 대학의 더글라스 터킹턴(Douglas Turkington) 박사와 런던 정신 의학 연구소(Institute of Psychiatry)의 틸 윅스(Til Wykes) 박사 또한 이 주제에 대한 책을 썼다.

Q33 특정한 음식이 도움이 되나요?

> ***어유(fish oils, 물고기에서 얻은 기름) :***
> 오메가3지방산. 신경 내막을 형성하는데 중요한 물질. 신경계 기능을 원활하게 하기 위해서는 이 지방산이 풍부해야 함. 건강 식품 가게에서 다양한 농도의 제품이 판매되고 있으며, '만병통치약' 으로 광고하고 있음. 하지만 대부분의 주장은 과학적으로 증명되지 않았음.

안타깝게도 오랫동안 음식의 무언가가(예를 들어, 불충분한 **어유(fish oils)**, 과도한 설탕, 아스파탐, 밭에서 기른 음식에 뿌린 살충제 등) 정신분열병을 일으킨다고 믿는 사람들이 있었다. 몇몇 유명 단체들은 식이 변화가 신체의 독소를 없애 준다고 강조하면서 정신분열병 환자에게 신경이완제 복용을 그만 두라고 권하기도 하였다. 가족들은 환자의 상태가 심각하고 약물로 조절하기 어려워질 때 이런 단체에 의지하기 쉽다. 이 단체들에서 설명하는 치료 방식은 엄격한 연구나 치료 실험을 통해 검증되지 않았기 때문에 위험하다. 요즘 이러한 대안 치료를 권하는 웹사이트를 공공연하게 볼 수 있다.

Q34 비타민과 어유(물고기에서 얻은 기름)가 도움이 되나요?

안타깝게도 롤모델(role model)이 되는 유명인들 중에 이같이 전통에서 벗어난 치료를 시도하고 대중들에게 홍보하는 사람들이 있다(예를 들어,

슈퍼맨 시리즈에 출연했던 영화 배우 마곳 키더(Margot Kidder)). 마곳이 여러 해 전에 정신증 삽화를 겪었던 것은 매우 유명한 일이며, 그녀는 증상 때문에 잠시 동안 노숙자로 지내기도 하였다. 마곳은 약물이 소용없었다고 말하였다. 최근 그녀는 유명한 TV 토크쇼에 출연하여 비타민과 미네랄 치료가 자신의 증상을 치료했다고 상세히 설명하였고, 이 치료를 소개해 준 호퍼(Hoffer) 박사가 자기 삶을 구했다고 말했다. 아브람 호퍼(Abram Hoffer)박사는 비타민 칵테일로 잘 알려져 있는데, 이는 과학적인 치료 실험으로 검증된 적이 한 번도 없다. 그럼에도 수년 동안 캐나다의 서스캐처원 지방에서는 그를 신봉하는 사람들이 줄을 이었다. 비타민 B3(니코틴산)을 과량 복용하는 것이 그의 주된 치료법이다. 이것은 니코틴산이 신체의 다양한 대사 활동을 촉진하는 보조효소인 니코틴아미드 아데닌 디뉴클레오티드로 바뀐다는 지식에 근거하고 있다. 니코틴산은 또한 항히스타민(항알레르기) 성분을 가지고 있다. 따라서 호퍼(Hoffer)는 '뇌 알러지'가 어느 정도 정신분열병적 행동의 원인이 된다고 가정한다. 그가 제안하는 요법 중 일부는 설탕과 정크 푸드 식단을 줄이는 것인데, 이런 식품들은 대사과정에서 보다 많은 니코틴산을 필요로 한다. 그는 정신분열병 환자의 뇌에서는 환각제 역할을 하는 물질이 만들어져 나오고 니코틴산이 이 독소를 줄이는 것을 돕는다고 주장한다. 요약하자면 호퍼(Hoffer)박사의 주장을 증명할 수 있는 어떤 과학적 연구도 없으며, 그가 치료 식이법의 장점을 맹신하고 이에 대해 책을 쓰면서 정신분열병 환자에게 득보다는 나쁜 영향을 더 많이 주었다.

이 분야에 인지도가 있는 다른 사람은 최근에 사망한 데이빗 호로빈(David Horobin)이다. 그는 필수지방산인 오메가-3의 유도체인 감마 리놀렌산(GLA)을 임상적으로 사용하는 것에 대해 연구했다. 이것은 달맞이꽃, 보리지, 까막까치밥 나무 종자 등에 함유되어 있다. 그는 처음으로 감마 리놀레산을 신경계 질환 치료에 사용하는 이점을 주장한 사람 중 한 명이다. 그는 Scotia Pharmaceuticals를 설립하였으며, *Medical Hypotheses*와 *Prostaglandins, Leukotrienes, Essential Fatty Acids*라는 잡지들을 출간하였다. 그는 정신분열병 치료에 달맞이꽃 종자유를 사용하는 것을 열정적으로 홍보하였고, 회사 대표로 있으면서 저명한 원로 과학자들이 달맞이꽃 종자유를 사용하여 실험하도록 왕성한 캠페인을 벌였다. 지금까지 몇몇 소규모 연구에서 일반적인 치료법이 전혀 통하지 않는 사람들이 전통적인 약물과 함께 추가적으로 섭취할 때 효과가 조금 나타났다. 많은 연구자들은 이러한 효과를 증명하는데 실패하였다. 논란이 많은 데이빗 호로빈(David Horobin) 자신의 실험은 그를 죽음에 이르게 한 악성 림프종이 한창 심해지고 있던 2003년에도 시행되었다. 그는 극도로 몰입하며 확신하는 성격이었다. 그가 사망한 후로 더 이상 그의 가설을 탐구하는 후학은 거의 없다.

Q35 정신 치료가 도움이 되나요?

다양한 **정신 치료(psychotherapy)**가 적용될 수 있다. 심리 치료를 고려하게 되는 주된 이유는 사람들의 관계나 직업에서 만족스럽게 기능하지 못하게 되었을 때, 그리고 삶의 질을 높이고 싶을 때이다. 정신분열병이 있는 사람들은 실제적인 문제에서 도움을 가장 많이 받을 수 있다. 집단 치료는 환자의 상태를 개선시키는 유용한 기법이자 사회적인 적응을 잘 하도록 돕는 역할을 한다. 가장 좋은 치료 형태는 장기적으로 신경 이완제를 복용하고 심리 치료가 이를 보완하는 역할을 하여 환자들이 일상 활동을 다양하게 할 수 있도록 지도하는 것이다. 통찰 지향적인 정신 역동 치료는 정신증적 증상이 없는 사람들에게 영향력이 크며, 정신분열병 환자들을 위해서는 달성 가능한 목표를 세우고 긍정적 강화와 격려를 통해 목표에 도달하는 방법을 가르

> ***정신 치료(psychotherapy) :***
> 정신적, 정서적 문제를 심리적인 방법으로 치료하는 것.

치는 것이 훨씬 더 유용하다.

Q 36 가족 치료가 도움이 되나요?

가족 치료(family therapy)는 1970년대 정점을 이룬 정신역동 치료법에서 나왔다. 주요 원리는 두 가지이다. 첫 째는 가족 내에서 의사 소통 문제가 개개인을 혼란스럽게 하여 정신분열병의 증상의 원인이 된다는 것이며, 두 번째는 치료 대상이 환자 개인이 아니라 전체 가족 단위가 된다는 것이다. 가족 치료 운동은 보통 치료자와 고객과의 관계와 가족의 안녕을 상당한 위험에 빠뜨릴 수 있다. 부모는 그들 자신이 어느 정도의 잘못이 있다는 이야기를 듣게 되는데(적어도 암시를 받게 되고), 그들은 비난 받고 싶어하지 않는다. 가족들은 심각한 정신 질환을 관리할 때 생기게 되는 모든 문제에 대한 도움을 받고 싶어한다. 따라서 가족과 의료 집단과의 관계는 경직되어 버리고 가족이 정신분열병 환자에 필수적인 약물 치료를 지원할 수 있는 신뢰를 회복하기까지 수 년이 걸린다.

> ***가족 치료(family therapy)*** **:** 가족이 전체적으로 치료를 받는 여러 치료적 접근 중 하나.

Q 37 얼마나 오랫동안 약을 복용해야 하나요?

정신분열병 치료를 위해 약을 복용하는 것은 고혈압 치료제를 복약하는 것과 비슷하다. 정신증 삽화가 한 번만 있었던 경우, 증상이 좋아지고 난 후 1년 동안 증상이 안 나타나면 약을 끊고 주의 깊게 관찰해 볼 수 있다. 그러나 이런 사례들의 경우 5년 이내에 90%가 재발하게 된다. 따라서 일반적으로 장기적으로 치료해야 하며, 증상이 처음 나타난 후 10년 동안은 특히 필수적이다. 음성 증상이더라도 일부 증상이 여전히 명백하다면, 지속적으로 치료제를 복용해야 한다. 회복이 된 경우 수년에 걸쳐 서서히 약물을 약을 줄여 나가다가 중단할 수 있다. 재발을 예방하기 위해서 얼마나 오랫동안 약을 먹어야 하고, 어떤 사람이 일생 동안 약을 복용해도 득을 보지 못하는지 판단하기에는 아직 연구가 미흡한 실정이다.

Q38 정신분열병 치료에 전기 충격 요법을 사용하나요?

수 년 동안 **전기충격 요법(Electroconvulsive therapy: ECT)**은 정신분열병과 우울증을 치료하는데 있어 부정적인 시선을 받아 왔다. 일부 병원은 ECT를 허락하지 않고 있고, ECT를 시행할 수 있는 의사로서 특별한 조건이 없는 상태이다. ECT가 권장될만한 치료법이라면, ECT를 시행하는 사람의 자격 요건에 대한 연구가 시행되어야 할 것이다. 실제로 ECT는 항경련제(anticonvulsant)를 같이 투여하면서 시행하면 매우 안전하다. 그러나 정신분열병에 대한 효과에 대해선 아직 논란이 있다. 대부분의 연구에서 분명하게 장기적인 결과를 보고하지 못하고 있고, 급성기 삽화가 좋아진 후에 나타나는 재발을 막지 못하는 것으로 보인다. 그러므로 항정신병 약물을 유지할 필요가 있다. 처음 치료를 시작할 때 항정신병 약물을 투약하지 않고 ECT를 선택하는 이유 중 하나는 약물의 부작용을 피하기 위해서이다. 이제는 부작용이 상대적으로 미미한 새로운 약물이 나오면서 그럴 필요가 거의 없어졌다. ECT의 부작용 중 하나는 기억력 감퇴인데, 영구적으로 지속되는지는 확실하지 않다. 현재는 정신분열병 환자 중에 일반적인 약물에 반응하지 않

> ***전기충격 요법 (Electroconvulsive therapy) :*** 보통 우울증에 많이 쓰이며 뇌의 부위에 일련의 전기 충격을 주는 치료 기법으로, 여러 날에 나누어 시행함. 왜 효과적인지 기전이 분명하지 않음. 그렇지만 위험하거나 아프지 않으며 시행할 때 마취 하에서 시행하게 되는 경우가 많음. 잘 알려진 부작용으론 치료 이후에 기억력 감퇴가 나타난다는 것임.

는 우울증이나 조증 혹은 폭력적인 증상이 같이 있는 경우, 대부분 최후의 방책으로 ECT를 시행하게 된다. ECT의 대가로 잘 알려져 있는 맥스 핑크(Max Fink)는 ECT 사용에 도움이 되는 책을 저술했다(1999). 이 책에서는 그가 '사고 장애들(다른 질병에서도 나타나지만 정신분열병에서 더욱 두드러진 증상인 망상이나 환청, 언어적인 와해)'이라고 부르는 질환에 ECT를 썼을 때 유용하다고 설명하고 있다. 그러나 이 증상을 줄이기 위해 필요한 ECT의 치료 횟수(15회에서 20회 정도)는 우울증을 치료할 때 보다 더 많으며, ECT가 효과를 보기까지는 많은 시간이 걸린다. 게다가 ECT를 반복적으로 시행하지 않으면, 재발되는 경우가 잦다. 적어도 6개월 이상 치료하는 것이 바람직하다(Fink, 1999). 정신과 의사와 가족들이 보기에 정신분열병 치료에 ECT가 듣지 않는 것 같다면, 이는 ECT의 유용성이 부족하기 보다는 치료를 지속히지 않아서이다. ECT와 항정신병 약물을 함께 쓰는 것이 개별적으로 치료하는 것보다 더 효과적일 수 있을 것이다. 핑크(Fink) 박사는 ECT가 약물이 신경 세포막으로 더 잘 들어갈 수 있도록 돕기 때문에 생리적인 효과를 낼 수 있다고 설명한다. 그렇기 때문에 약의 용량이 더 적게 필요하게 되어 부작용을 덜 경험할 수 있다는 것이다. 그럼에도 불구하고, 정신과 의사들은 정신분열병 치료에 ECT를 거의 쓰지 않으며(일반적으로), 그렇게 하도록 의과 대학에서 훈련 받는다.

Q39 연구에 사전, 사후 참가하는 것은 무엇인가요?

주요 학문 기관 중 많은 곳에는 정신분열병을 연구하는 정신과 의사들이 있다. 현재 다른 대부분의 의학적 질환에 비교하면 상대적으로 이 질환에 대해서 알려진 게 거의 없다. 따라서 공공 기금을 충분히 지원받아 다양한 연구를 지속해야 한다. 정신분열병에 대한 이론이 많이 있지만, 이를 생물학적으로 증명한 실험은 아직 없으며, 정신분열병에서만 특이하게 나타나는 증상도, 이 질환의 발병을 피하기 위해 할 수 있는 예방법도 없다. 우리가 알고 있는 것이라고는 정신분열병에 어떤 유전적인 요소가 있다는 것이며, 보통 성인기 초기나 청소년기 후기에 나타나고, 성별에 따른 차이가 존재하며, 처방 받은 대로 약물을 계속 복용한다면 망상적 지각이나 환청과 같은 증상이 누그러질 수 있다는 것이다. 질환의 원인을 치료하는 약을 찾고 만성화가 진행되기 전에 이를 막는 치료법을 개발하는 연구가 절대적으로 필요하다. 연구에 참여하는 것이 당사자에게 직접적인 도움은 되지 않을 수도 있지만, 앞으로 이 질환으로 고통 받게 될 다른 사람들에게 도움을 줄 수 있다. 항상 그런 것은 아니지만, 일반적으로 연구에 참여했을 때 연구자들은 그 분야의 명망 높은 전문가이며 언제, 어디에서 치료를 가장 잘 받을 수 있는지 알고 있을 것이다. 그러면 치료의 기회가 많아지고 예후가 더 좋아질 수 있을 것이다. NIMH는 웹사이트에 다양한 연구 목록을 올려놓고 있다. 이같은 연구는 대체로 위험하지 않으며, 연구자들이 클리닉, 병원, NAMI와 같은 지지 그룹을 통해서 광고하고 있으므로 언제든 참가할 수 있다.

제 3 부

비유전적 위험 요소

과학은 숫자가 객관성을 측정하는 최종적인 것이라고 선언한다.
물론 우리는 사회적인 편견에 대해서 언급하지 않은 채 뇌의 무게를 재거나
지능 검사 점수를 얻을 수 있다. 엄격하고 표준화된 절차를 통해 얻은 숫자로 순위가
표현된다면, 그것은 사실을 반영해야만 한다. 비록 우리가 처음 믿고 싶어했던 것을
확인시켜주더라도... 수량적인 정보가 과학의 다른 영역과 같이 문화적인 제한에
영향 받게 된다면, 그것으로 최종적인 진실을 특별히 주장할 순 없을 것이다.

스티븐 제이 굴드(Steven Jay Gould)의 책 The Mismeasure of Man(1981) 중에서

Q 40 출산 합병증(birth complications)이 정신분열병을 생기게 하나요?

수 년 동안 많은 연구들은 산과 합병증(**태아기(prenatal)**와 주산기 모두)이 정신분열병과 관련된다고 보고해 왔다. 그러나 어떤 특정한 하나의 합병증이 연관이 있다고 밝혀진 것은 없다. 임신기간 동안 출혈이 있었거나, 임신 4개월에서 6개월 사이(second trimester)에 독감을 앓은 경우, 조산하거나 지나치게 진통이 길었을 경우 등 다양한 요소들이 함께 영향을 주는 것으로 보인다. 어떤 연구자들은 많은 경우 출산 합병증이 뇌에 일시적인 저산소증을 일으킬 수 있으며, 특히 발달의 특정 단계에서 나타난다면 이후에 뇌가 다 발달했을 때 정신분열병에 더 취약할 수 있다고 가정한다. 특히 **해마(hippocampus)**의 세포는 주산기 합병증에 가장 취약하여 결정적인 시기에 발달을 잘하지 못하는 것으로 알려져 있다. 하지만 이것은 증거 없는 가설일 뿐이며, 실제로 믿을 만한 몇몇 연구에서는 태어날 때 출산 합병증이 있었던 것과 이후에 정신분열병으로 발병하는 것은 아무런 관계가 없다고 한다. 적어도 한 연구에서 형제 중에 정신분열병이 있는 사람과 없는 사람은 출산 합병증의 빈도 차이가 없다고 보고하였다. 그렇다면 이 자료들을 가지고 어떤 결론을 낼 수 있을까? 첫째, 출산 합병증을 조사한 연구자들은 비교 분석을 위해 통제 집단을 모으는 과정에서 다양한 도구를 사용하였다. 통제 집단은 사회적 계층과 성별이 대등해야 한다. 예를 들어 건강한 형제들이 비교 대상이라면 출산 합병증과의 관련성은 불분명해질 것이다. 또한 어머니가 건강한 자녀보다 병치레가 많은 자녀들의

> ***태아기(prenatal) :***
> 임신과 출산 사이의 시기.
>
> ***해마(hippocampus) :***
> 측두엽 안에 깊이 자리한 상대적으로 작은 뇌 구조이며, 기억력에 결정적인 역할을 하는 것으로 알려져 있음. 별난 모양 때문에 이같은 이름이 붙여졌음.

출산 합병증을 더 많이 기억하려는 경향을 보이기 때문에 어머니가 이야기하는 임신 당시의 병력은 주관적인 것이 다분하다. 따라서 동일한 연령 집단을 대규모로 선정하고 이들이 태어날 때부터 체계적으로 데이터를 기록하여 전향적 분석(prospective analysis)을 시행하는 것이 더 강력한 연구가 된다. 영국과 미국에서 이러한 연구 결과를 발표하였는데, 전체적으로 결과가 모호하였다. 태아기 합병증의 병력을 가진 대부분의 성인들에서 정신분열병이 발병하지 않는 것을 미루어 볼 때, 이러한 출산 합병증은 정신분열병 발병에 중요한 위험 요소는 아니라고 생각된다. 출산 합병증을 겪은 어머니는 자녀가 커서 또래 다른 아이들보다 정신분열병이 더 잘 생길는지 전혀 걱정할 필요가 없다. 소아과 의사는 그런 경고를 하면 안 된다.

Q41 *정신분열병은 특정 인종이나 문화 집단에서 더 흔한가요?*

이 질문에 대한 답은 '아니오'일 것이다. 스티븐 굴드(Steven J. Gould)는 '*Mismeasure of Man*'이라는 책에서 머리 크기와 지능과의 관련성(앞서 언급한 인용문을 참고)과 같은 사회적인 편견 때문에 객관적인 수량적 정보가 엉뚱한 특성과 관련이 있는 것처럼 보일 수 있다고 하였다. 일부 연구에서 사회경제적 지위가 낮은 것과 정신분열병이 관련 있다고 하였고, 일부 국가에서는 특정한 인종이나 문화적 집단이 정신분열병을 더 자주 진단 받는 것처럼 보인다. 이에 대한 이유는 많이 있다. 첫째로 환자의 문화나 언어가 진료하는 의사와 다르거나 이해하기 힘들어서 의사 소통이 잘 되지 않으면, 다른 정신증보다 정신분열병으로 진단되는 경향이 있다. 예를 들어, 미국과 다른 국가의 일부 종파에서 어떤 사람들은 예배 중에 노래를 부르다가 감정적으로 치닫게 되면서 마치 '신과 이야기하고 있는' 것과 같은 정신증적인 모습을 보인다. 일부 국가에서는 정치적인 역사를 경험했다면 그 사람의 피해 의식이 정당하다고 여겨진다. 그 밖에도 사례는 많다. 그럼에도 세계 보건 연합(World Health Association)은 다 기관 빈도 연구를 시행하여 정신분열병이 세계 도처에 존재하며, 다양한 국가들간에 유병율이 상대적으로 유사하다고 주장하였다. 또 파푸아뉴기니(이전의 조사에서 반대되는 결과가 보고되었음에도 불구하고), 호주 원주민들, 남아프리카에서 고립되어 살고 있는 고대 산(San) 부족에서 정신분열병이 있다는 보고도 있다. 사실 정신분열병은 그 기원이 현대 호모 사피엔스의 역사만큼 오래되었기 때문에 세계 모든 사람들에서 나타날 수 있다. 정신분열병을 연구한 훌륭한 사상가 중 한 사람(Crow, 1997)은 정신분열병을 '호모 사피엔스가 언어에 지불한 대가'라고 기술하였다. 의미인 즉, 인간에게 고유한 유전자 변이는 현대 인류를 다른 영장류와 구분하게 하는 복잡한 언어를 구사하는 능력을 주었는데, 정신분열병은 이 같은 유전자가 극단적으로 변형된 것이라는 것이다.

Q42 가족 관계가 건강하지 못하면 정신분열병이 생기게 되나요?

이 질문에 대한 경험적 대답은 '아니오'이며, 이같은 통념은 없어져야 한다. 여러 해 전에 정신과 의사와 심리학자들은 정신분열병의 원인이 잘못된 양육과 관련이 있다고 생각하였고 '정신분열병을 유발하는 어머니(schizophrenogenic mother)'라는 용어가 만들어지기도 했다. 이것은 어머니가 자녀에게 이중적인 메시지를 줘서 병리적인 양가 감정을 일으키고 혼란스럽게 만든다는 의미였다. 하지만 이 개념은 과학적인 연구에 기반한 것이 아니었다. 단지 그 시대에 정신역동을 지향했던 저명한 정신과 의사들이 주관적으로 관찰한 것에 기초하였다. 다른 연구진들은 '표출 정서(expressed emotion)'라는 용어를 소개하였다. 이들이 발표한 자료에서 가족 내에 표출 정서가 심할수록 구성원들에게 정신증이 생길 가능성이 높아 보였다. 그러나 이를 반박하는 사람들은 다르게 설명한다. 정신분열병 환자의 가족이 표출 정서가 심한 것은 환자를 오랫동안 돌보면서 증상 때문에 느껴 온 좌절감과 더 관련이 깊다는 것이다. 분명한 것은 따뜻하고, 안심시키고 보호해주며, 지지적이고 건강한 가족이, 파괴적이고 지지적이지 못한 가족 환경보다 도움이 될 것이라는 거다.

Q43 타국으로 이민을 가는 것이 영향을 주나요?

영국과 네덜란드에서 아주 흥미로운 연구를 했다. 카리브해 지역의 흑인과 타국으로 이민 간 사람들을 조사한 결과, 외국 문화에 정착한 세대와 그 다음 세대에서 정신분열병이 증가한다고 나타났다. 현재 이 현상의 원인은 불명확한데, 유전적인지 환경적인지, 아니면 데이터 수집 과정에서 비롯된 부산물인지 알 수 없다. 하지만 분명한 것은 경제적으로나 사회적으로 외국 문화에 적응하면서 겪은 어려움이 이후 살아가면서 온갖 정서적 문제가 생기는데 많은 영향을 준다는 것이다. 이러한 연구 결과에도 불구하고 새 땅에 정착한 대부분의 이민자들은 정신분열병을 보이지 않는다. 오랜 시간 동안 대규모 이민자들의 유입으로 형성된 미국과 호주와 같은 국가에서 결과적으로 정신분열병이 증가했다는 보고는 없다.

Q44 시골에서 사는 것이 더 좋은가요?

역학 조사에 의하면, 정신분열병은 한 나라 안에서 시골보다 도시에서 더 많이 나타난다고 한다. 정신분열병의 발생율이 똑같은데도 유병율은 선진 산업화된 국가보다 개발 도상국에서 더 낮아 보인다. 이것은 도시와 시골 지역을 비교한 것과 비슷한 양상이다. 이러한 차이는 다양한 이유 때문일 수 있지만 급성 정신증적 삽화의 예후와 관련된 것 같다. 일반적으로 시골과 산업화되지 않은 환경에서는 확대 가족이 함께 지내거나 가까이 살기 때문에 정신증적 환자가 정서적인 지원을 더 잘 받을 수 있다. 정신증적 증상이 있는 사람들은 보통 이러한 환경에서 더 잘 견디며, 혼자 있을 수 있는 공간도 많아서 억지로 다른 사람들과 상호 작용할 필요가 없다. 그런 환경이라면 병원이나 치료 시설 밖에서 지내는 것이 더 쉬울 것이다. 회복된 모습은 덜 폭력적이고 차분한 모습으로 비춰질 것이며, 환자의 내면 세계는 더 잘 받아들여지고 덜 주목 받게 된다. 그렇다고 당신이 정신분열병이 있으면 시골에 사는 게 더 낫다는 뜻은 아니다! 환자들은 도시 환경에서 더 좋은 약물 치료를 받을 수 있으며, 정신과 의사와 같은 건강 관리 인력을 찾기 쉽고, 최신 치료법에 더 쉽게 접근할 가능성이 높다.

Q45 *정신분열병은 전염되나요?*

언젠가 호기심 많은 한 러시아 의사가 모스크바에 거주하는 사람들에게 역학 조사를 하고 그 결과를 발표하였다. 그는 정신분열병 환자들은 특정한 지역에 무리 지어 있다고 주장하였다(Kasanetz, 1979). 토레이(Torrey)는 '*정신분열병과 문명화*(Schizophrenia and Civilization: 1980년에 출판됨)'라는 책에서 아일랜드의 여러 주(州)에 정신분열병 환자들의 고립 지역이 있으며, 정신분열병은 전염성이 있거나 사람들 사이에서 퍼지는 성향이 있는 것 같다고 하였다. 그러나 크로우(Crow)와 도네(Done)는 1986년도에 정신분열병이 있는 형제들 두 명씩을 대규모로 모아서 획기적인 분석을 하였다. 이 연구에서 함께 사는 형제가 둘 다 정신분열병일 때 발병 연령은 서로 관련이 있지만 발병 시기는 아무런 상관이 없다는 것이 밝혀졌다. 정신분열병이 전염성을 갖고 있다면 함께 사는 두 사람은 상대적으로 비슷한 시기에 발병해야 할 것이다. 동일한 연령에서 발병한다는 것은 발달이나 유전적인 요인과 같은 다른 요소들 때문에 발병이 미리 예정된다는 의미이다. 따라서 전염 이론은 말이 안 되는 것으로 거의 외면 받고 있다.

Q46 바이러스가 정신분열병을 일으키나요?

전염성이 있는 병원체는 직접적인 전염에 의하지 않고도 질환을 일으킬 수 있다. 1900년대에 메닝거(Menninger)는 바이러스가 정신분열병을 일으킬 수 있는지 의문을 가졌었다. 칼 메닝거(Karl Menninger)는 1918년 독감이 몹시 유행했을 때 병원에 입원하는 정신분열병 환자가 늘었다는 것을 발견하였다(1926). 그 이후로 수년 동안 정신분열병의 바이러스 가설이 다시 부활되었고, 특히 토레이(Torrey)와 피터슨(Peterson)의 공이 컸다(1976). 이는 오늘날까지 일부 연구자들에게 영향을 주고 있다. 독감 외에도 거세포성 바이러스, 헤르페스 바이러스 I과 II, 엡스타인바 바이러스, 톡소플라스마증, 인간에게 고유한 레트로바이러스와 같이 다양한 바이러스 감염설이 거론되어 왔다. 하지만 관련이 있다는 결과는 이후 연구에서 지속적으로 반복 검증되지 않았다. 정신분열병 환자가 사망한 후에 뇌에서 활동하는 바이러스 입자를 완전하게 규명한 적도 없다. 바이러스에 관한 이론 중 가장 유력한 것은 산모가 고위 대뇌 중추 발달에 결정적인 임신 4개월에서 6개월 사이에 감염된다면 자녀들이 성장한 후 정신분열병에 더 취약해진다는 것이다. 이 이론도 신뢰할만한 실질적인 증거가 입증되지 않았으며 아직까진 단지 이론일 뿐이다.

제 4 부

유전적 위험 요소

"멘델은 유전을 더 깊이 이해하기 위해 정성 들여 일반 완두의 꽃가루와 난자를 역교배 시켰다. 멘델이 기록으로 남긴...1865년의 2부 강연에서 발표한 연구 결과는... 그의 나머지 여생 동안 무시되었다..." 하지만 1900년 5월 베이트슨(Bateson)이 이를 재발견하였다. 현대 유전학의 초석을 마련한 멘델의 유전학설은 이에 대한 논쟁이 있은 지 거의 100년이 지난 후에야 그 진가를 인정받게 되었다. 세상이 돌아가는 방식을 현대적으로 이해할 수 있게 만든 것은-부모와 자녀와의 관계...그리고 모든 살아있는 것들의 공통점 등- 1900년 봄에 있었던 깜작 놀랄만한 발견으로 거슬러 올라갈 수 있다.

로빈 마란츠 헤니히(Robin Marantz Henig)의 책 The Monk in the Garden(2000) 중에서

47 역사에서 배울 수 있는 교훈은 무엇인가요?

1800년대 후반과 1900년대 초반의 발견들로부터 '유전자', '유전학'과 같은 개념과 특정한 유전 양식이 생겨났다. 이에 '유전학'이라는 분야가 태어났고, 점차 오늘날 우리가 알고 있는 과학으로 발전하였다. 또한 이로부터 '우생학'(예를 들어, 바람직하지 못한 특성을 만들어내는 유전적 결함이 있다면, 이 특성을 사회에서 없앨 수 있다는 이론)이라는 개념이 생겨났다. 정신 지체와 정신과적 질환이 있는 사람들을 포함하여 사회에서 '부적합자'라고 여겨지는 사람들을 거세시키는 것이 받아들여지게 되었다. 요즘엔 거의 알려져 있지 않지만, 오늘날 분자 유전학의 중심지인 콜드스프링 하버(Coldspring Harbor) 연구소(뉴욕의 롱아일랜드에 위치함)는 미국 우생학 운동의 '온상'이었다. 20세기 중반 집단대량학살(홀로코스트)은 사람이 사람에게 가하는 잔학 행동을 극단적으로 보여준 근래의 사건이다. 이것은 혈통에 유대인 조상이 포함되어 있다는 단 하나의 이유 만으로 사람들을 학살하는 것이었다. 그러나 이 시기에 독일 정신과 의사의 상당수가 정신 병원에서 정신증적 환자들을 학살하는 일에 가담한 사실은 거의 알려져 있지 않다. 1938년에서 1940년까지 독일에서만 적어도 다섯 개의 주요 병원에서 가스 처형실과 그에 연결된 화장터가 설비되어 있었다. 이러한 작업을 했던 건물이 프랑크푸르트에서 가까운 하다마 정신병원(Hadamar Psychiatric Hospital)에 보존되어 있어 오늘날에도 볼 수 있다. 이 곳 박물관에는 매일 한 쪽 문으로 버스 한 대 분의 사람들이 '샤워 시설'로 보내지고 그 반대 쪽 문에서 사람들이 시체로 나와 신경 병리학자와 정신의학자가 뇌를 부검할 수 있게 부검 테이블에 눕혀지는 장면이 전시되어 있다. 결국 하마다 정신병원에서 만 명의 환자들이 이런 식으로 몰살된 후에야 문스터(Muenster)

주교는 이 희한한 부검에 대해 목소리를 냈고, 히틀러는 정신 병원에서 행해진 이 작업을 포기해야 했다. 그럼에도 불구하고, 의사와 간호사들은 2차 세계대전이 끝나 나치 정권이 붕괴될 때까지 주사를 놓거나 굶기는 등 다양한 방식으로 환자들을 죽음에 이르게 했다. 이것은 유전학적 지식을 극단적으로 오용한 두드러진 실례이다. 어떤 사람은 단지 이런 역사를 읽고 다시는 이런 일이 일어날 수 없을 것이며 역사로부터 교훈을 얻었을 거라고 쉽게 말할 수 있을 것이다. 하지만 과연 그럴까?

현재 우리는 새로운 과학 세대이다. 유전학에서 새로운 기술이 폭발적으로 증가하여 인간 게놈의 거의 모든 유전자 변이를 확인할 수 있는 기술을 갖게 되었다. 이러한 지식을 가지고 지금 해야 할 일은 계속해서 토론하고 법률을 만들어가는 것이다. 근래에 개봉한 공상 과학 영화 가타카(Gattaca)는 우리가 어떻게 잘못될 수 있고 무엇이 잘못되었는지의 예를 보여준다. 이 영화에서 인류는 두 계급이 있는데, 태 내에 있을 때 '개선된' 유전자를 가진 사람(예를 들어 불량하게 변형된 유전자는 '더 나은' 유전자로 교체됨)과 남자와 여자의 자연적인 결합으로 태어난 사람들이었다. 일반 사람들은 차별 대우를 받았고 전문적인 직업을 가질 수 없으며 개선된 부류와 결혼하는 것이 금지되었다. 모든 사람은 자신의 DNA카드를 가지고 다녔는데, 이것이 그들의 정체성을 증명해 주었다. 이런 일이 실제로 일어날 수 있을까? 과학적으로는 못할 것이 없다. 이미 체외 수정을 하는 부모는 아이의 눈과 머리 색을 비롯하여 다른 특성들도 선택할 수 있다. 새로운 유전 정보를 가지고 우리가 무엇을 해야 하는 지에 대한 진지한 토론의 장이 반드시 열려 있어야 한다.

Q48 제나인(Genain) 네 쌍둥이는 누구인가요?

1930년 4월 14일 일란성 네 쌍둥이가 짧은 진통 후에 자연 출산하여 1.4kg에서 2kg의 무게로 인큐베이터에 있었다. 어린 시절 발달 정도는 다 달랐지만, 그들은 잘 어울리며 자랐고 사람들의 관심도 많이 받았다. 그러다가 초기 성인기에 이르게 되자 6개월 사이에 모두 급성 정신증 삽화를 겪었고 결국 정신분열증으로 진단받았다. 이들은 네 명의 일란성 쌍둥이 모두가 정신분열병 진단을 받은 것으로 유명해졌다. 1950년대에 정신분열병의 원인, 특히 유전 환경이나 기질 대 양육 논쟁에 관심이 있던 저명한 연구진들은 쌍둥이들을 조사하기 위해 NIMH의 심리학 실험실로 데려왔다. 로샤 검사부터 전통적인 **뇌파 검사(electroencephalograms: EEGs)**에 이르기까지 그 시대의 모든 검사를 시행하였다. NIMH의 수석 감독이자 이 연구를 진행한 데이빗 로젠탈(David Rosenthal)과 시무어 케티(Seymour Kety)는 여기에서 시작하여 덴마크에서 입양 연구를 하였고, 환경적인 원인에 머물러있던 당대의 생각을 유전적/생물학적 원인으로 전환하는 선구적인 결과를 발표하였다. NIMH에서 쌍생아 연구가 또 있었는데, 데이빗 쉐코우(David Shakow)의 연구는 정신분열병이 생기는 사람의 환경과 발달에 대한 많은 이론을 이끌어냈다. 하지만 데이빗 로젠탈은 특별히 네 쌍둥이의 가족과 친밀해진 사람이었다. 그는 '나쁜 피'를 뜻하는 '제나인(Genain)'이라는 이름을 지어주었고 Nora, Iris, Myrna, Hester(NIMH를 나타냄)이라는 필명을 붙여서 연구 결과를 발표하면서도 가족들의 사생활을 보호할 수 있게 하였다. 케티와 로젠탈(Kety-Rosenthal)이 국제 사회에 입양 연구를 발표하여 이 결과에 대한 관심이 높아진 후에, 1979년 당시 50세인 제나인 자매들을 신경심리약리학 실험실로 다시 데려왔다. 자매들은 그 시대 정신분열병에 중요하다고

> ***뇌파 검사 (electroencephalograms: EEGs) :***
> 머리 여러 곳에 전극을 놓고 뇌의 전기 활동을 기록하는 검사 방법.

여겨졌던 모든 생물학적 특성을 검사 받았다. 나는 젊은 연구원으로서 그 작업의 관리를 담당하는 특권을 갖게 되었고, 자매들이 입원 연구 병동에서 두 달 간 머무르는 동안 이들을 돌보는 일을 하였다. 데이빗 로젠탈은 그들을 NIMH로 데리고 왔지만 곧 뒤로 물러나서 알츠하이머 치매에 대한 새로운 연구를 하였다. 나는 이 여성들과, 이들의 두려움, 여러 가지 비슷한 망상과 환각을 알아가면서, 동시에 로젠탈 박사의 묵묵하고 사려 깊은 면을 알게 되었다. 그는 사무실 책꽂이에 개인적으로 소장하고 있던 책을 주면서 그가 자리를 비웠을 때 내가 제나인 자매들을 돌보았던 것을 고마워했다. 우리가 그 기간 동안 제나인 쌍둥이와 긴밀하게 작업하면서 어떤 유용한 지식을 얻게 되었는지는 미지수이다. 하지만 그 경험은 내 기억에 깊은 인상으로 남았다. 정신분열병이 유전적이지 않다면 어떤 가족도 네 자녀 중에 넷 모두가 발병하는 불운이 생기지 않을 것이다. 그 후 엘리엇 거숀(Elliot S. Gershon)이 정신의학 유전학(psychiatric genetics) 분야에서 내 스승이 되었다. 내가 그에게 제나인 연구에 별로 투자하지 않는다고 말했을 때, 그는 이 연구가 본질적으로 단일한 사례 하나만 조사하는 '사례 수가 하나인(N of one)' 연구이며, 이 여성들은 모두 동일한 DNA서열을 가지고 있기 때문에 과학적으로 엄격하게 유전학적 비교 연구를 해도 어떠한 유용한 결과도 나오지 않을 거라고 말했다. 물론 그의 생각은 시대를 앞서 옳았고, 이미 유전학 연구에 더 많은 결과를 내고 있었던 선구자였다.

Q49 *정신분열병은 유전되나요? 그렇다면 어떻게 유전되는가요?*

정신분열병이 유전된다는 생각은 20세기 초기에 이 상태를 묘사한 개념으로 거슬러 올라간다(에밀 크레펠린(Emil Kraepelin)이 조발성 치매(Dementia Praecox)라고 묘사하였다). 그는 스스로 명명한 '결함이 있는 유전형질'이 두드러지며, 사례의 70% 이상에서 나타난다고 평가하였다(Kraepelin, 1907). 그는 초기에 유럽에서 대규모 가족 연구를 하였고, 특히 정신분열병 환자의 근친에서 이 질환이 얼마나 나타나는지를 조사하여 기록하였다. 대체로 가까운 가족(형제나 자녀)은 대략 10퍼센트 정도로 정신분열병의 위험이 있지만 이 위험율은 이모, 삼촌, 사촌과 같이 조금만 먼 친척이 되면 극적으로 감소한다는 결과가 일관적으로 나타났다. 독립 쌍생아 연구들을 봤을 때, **일란성 쌍둥이(monozygotic twin)**에서 가장 높은 위험율이 나타났다. 오늘날 정신의학 유전학(psychiatric genetics)의 가장 큰 딜레마는 일란성 쌍둥이일 경우에 정신분열병의 위험이 가장 높다는 것이 밝혀졌지만, 두 명이 동일한 유전적 기질을 가지고 있을 확률이 100%보다 훨씬 낮은 이유를 설명할 수 없다는 것이다(평균적으로 50%에 불과함).

> ***일란성 쌍둥이(monozygotic twin) :***
> 수정된 후 동일한 난자에서 나누어져 동시에 태어나는 쌍둥이. 두 쌍둥이 모두 DAN가 같으므로 때로 동일하다고 여겨짐.

대부분의 사람들은 일란성 쌍둥이들이 일치하는 비율이 낮은 것이 환경적인 영향의 증거라고 생각했지만, 내적으로 통제되는 분자 메커니즘에 의해 유전자 표현 양식이 변했을 가능성도 배제할 수 없다. 정신분열병 연구의 전환점이자 이 분야에서의 가장 중요하다고 생각할 수 있는 자료와 연구결과는 시무어 케티와 데이빗 로젠탈의 입양 연구에서 나왔다. 시무어 케티와 데이빗 로젠탈은 정신분열병이 있는 부모와 그들의 자녀(Rosenthal과 동료들, 1968), 태어날 당시 입양되었다가 후에 정신분열병이 발병한 아이, 생물학적 가족과 입양한 가족(Kety와 동료들, 1968)으로 확인된 덴마크인들을 대상으로 주의 깊게 계획하고 연구하였다. 연구의 디자인에 상관 없이, 정신분열병이 있는 사람의 생물학적 가족들에서 정신분열병이 지나치게 많이 나타났고, 입양한 가족에게서는 그렇지 않았다. 이 결과는 당대 기질/양육 논쟁(기질이 우선이냐 양육이 중요하냐의 논쟁)에 불씨를 던져 주었고 1970년대부터 현재까지 정신분열병 연구의 초점을 크게 변화시켰다. 처음 이 결과가 보고되었을 때 미국 전역의 의학 대학 정신과 교수들은 정신분석학자들이 우세하였고, 가장 우수한 훈련 기관의 경우에도 그러했다. 그러나 이들은 곧 생물학을 지향하는 새로운 학장, 소장들로 교체되었다. 이들은 연구의 새로운 시대를 이끌었으며, 생물 정신 의학(biological psychiatry)의 분야가 태어나게 되었다.

Q50 나의 이모, 삼촌이나 사촌이 정신분열병에 걸렸다면, 내 자녀가 발병할 확률은?

아이들은 친사촌(부모의 형제의 자녀들)만큼 부모의 삼촌과 비슷한 유전적 정보를 가지겠지만, 둘 다에서 정신분열병이 발병할 위험은 아주 적고(표 1) 일반 인구와 거의 비슷하다.

	A	B
일란성 쌍둥이	48	100
이란성 쌍둥이	17	50
형제나 자매	9	50
자녀	13	50
부모	6	50
손자나 손녀	5	25
조카	4	25
이모와 삼촌	2	25
친사촌	2	12.5
관련 없는 사람들	1	1

〈표 1〉 A : 친족이 정신분열병 환자일 때 정신분열병이 발병할 위험(Gottesman(1994)의 논문을 수정함), B: 유전적 우성 형질이 유전될 위험

Q51 정신분열병에 걸린 형제가 있고, 내 배우자도 그렇다면, 내 자녀가 발병할 확률은?

양가에 모두 질환이 있다면 아이들이 발병할 확률은 높아지지만, 그 정도에 대한 정확한 통계는 없다. 또한 일반적인 통계밖에 없기 때문에 각각의 가족마다 위험율은 다양하게 나타날 것이다. 정신분열병을 생기게 하는 실제 유전자가 확인되고 질병을 일으키는 메커니즘이 판명되기 전에는 실제 위험율을 알 수 없다. 표 1에 제시된 위험율은 오래된 대규모 가족 연구에서 따온 유병율에 근거한 것에 불과하다. 게다가 1980년 이래로 연구자들이 새로이 미국 정신의학회의 DSM 진단 범주를 이용하여 신중하게 비교 연구한다는 것을 고려해야 한다. 이러한 연구에서 가까운 친족의 위험율은 여전히 높지만 이전 연구에 비해서는 상당히 낮은 수준이다(평균 7~8%).

Q52 일란성 쌍생아가 정신분열병에 걸렸지만 나는 괜찮다면, 내 자녀가 발병할 확률은?

몇몇 쌍생아 연구에 의하면, 정상 일란성 쌍생아와 질환을 가진 일란성 쌍생아의 비교 연구에서 두 비교군 자녀의 정신분열병 위험도는 같았으며, 일반 인구 자녀들 위험율과 비슷하였다(표 1에서와 같이 13% 정도). 하지만 이 연구는 연구 설계에 문제가 있었고 피험자 숫자가 제한적이었다. 정신분열병이 있는 남자는 정상 남자보다 자녀를 더 적게 낳는다. 따라서 일란성 쌍둥이 중 정상인 사람과 질환이 있는 사람의 자녀의 수는 비슷하지 않을 것이다. 둘 중 한 사람만이 정신분열병인 일란성 쌍둥이를 찾기는 어렵기 때문에, 이 연구에서 비교를 위한 피험자 수는 매우 적다. 이 주제는 여전히 논란의 소지가 많지만 중요한 문제이다. 위험율이 같다면 유전적 서열(동일한 DAN 서열) 중 무언가가 정신분열병의 취약성에 결정적인 영향을 주는 것이 틀림없다. 쌍둥이 중 질환이 있는 사람의 자녀에서 위험율이 여전히 높긴 하지만, 위험율이 실제로 같지 않다면, 내생적으로나 환경에 의해서 결함이 있는 유전자의 표현 양식이 변하는 것 같다. 가까운 미래에 분자 유전학적 쌍생아 연구가 이 문제에 대한 어떤 답을 주기를 희망한다.

Q53 과거에는 어떻게 정신분열병에 대한 생물 유전학적 연구를 했나요?

1980년대에 정신분열병의 유전적 특징을 찾아내려는 생물학적 연구가 대규모로 있었다. 혈액, 소변, 뇌척수액의 유전 인자를 검사하여 만성 정신분열병 환자와 정상 집단을 비교하였다. 연구 결과가 많이 보고되었지만 일관된 것은 없었다. 초기 연구에서 의미 있는 차이가 나타나긴 했지만, 결국은 대부분 환자가 복용하는 약물이나 식습관, 시설에 수용되어 지낸 것의 영향 때문이라는 것이 밝혀졌다. 1980년대 초반에 특정한 유전자에서 유전체를 통해 확산되는 다수의 변이 표식자들이 발견되면서 분자 유전학은 폭발적으로 발전하기 시작하였다. 이러한 표식자를 이용하여 서로 다른 질환의 염색체상 위치를 지도화할 수 있었다. 해당되는 위치에서 유전자를 확인함으로써 특정 질병을 일으키는 유전자 변형을 찾을 수 있을 것이라는 생각이 분명해졌다. 이후 이 방법은 유전적 취약성을 가진 정신과 질환, 특히 정신분열병에 적용되기 시작하였다.

54 염색체 연관은 무엇을 뜻하나요?

전 세계의 많은 연구진들은 형제 중 한 명 이상이 정신분열병인 가족들을 대상으로 염색체 연관 연구를 시작하였다. 유전적 연관 연구의 원리는 다음과 같다. 우리 유전자는 23쌍의 **염색체(chromosomes)** (전체 46개) 위에 미리 정해진 자기만의 위치를 가지고 있다. 한 쌍의 염색체는 부모로부터 각각 하나씩 유전된다. 그렇지만, 재생산하는 동안 염색체 쌍에 있는 어머니와 아버지 유전자가 독립적으로 움직이게 된다. 따라서 멀리 떨어져 있던 유전자가 한 염색체에 자리잡게 되고, 어머니–아버지 쌍이 번식하여 생기는 최종적인 염색체에는 다양한 유전자 조합이 유전될 확률이 높아진다. 이것이 수정될 때 같은 난자와 정자로 태어난 일란성 쌍둥이라 하더라도 똑같은 형제가 없는 이유이다. 모든 염색체를 교차하여 확산될 수 있는 어떤 변이 표식자가 알려져 있다면, 각 개인의 표식자에 어떤 변이가 존재하는지 알 수 있고, 이런 변이가 가족 내에서 세대를 걸쳐 어떻게 유전되었는지를 추적할 수 있다(그림 1). 각 가족마다 표식자의 다른 변이가 존재할 것이다(엄마와 아빠가 각각 두 개씩 가지고 있기 때문에). 중요한 것은 표식자의 변이 자체가 아니라, 염색체 상의 표식자의 위치다. 마을 지도를 생각해보자. 저마다 다른 여러 길 이름을 볼 수 있다. 집은 길 이름으로 표시되는 이정표 사이에 위치하기 때문에 우리는 이 고유한 길 이름으로 집을 쉽게 찾을 수 있다. 이것은 질병의 유전자의 경우에도 같다. 표식자 그 자체는 질병을 일으키지 않으며, 중요한 것은 질병의 원인이 되는 특정 표식자에 근접해 있는 유전자이다. 질환의 유전자가 표식자와 가까이 있다면, 이 유전자는 표식자와 함께 다음 세대로 전달되기 쉬울 것이고, 그 때 우리는 '**연관(linked)**'되었다고 말한다. 이를 표식자 근처에 'mapped' 되었다고 한다. **유전학자들**

> ***염색체(chromosomes) :***
> 유전자를 가진 생물의 몸에 있는 모든 세포핵에서 보이는 구조. 두 팔로 갈라진 긴 원통처럼 생겼는데, 중간 쯤에 위치한 동원체라고 불리는 구조에서 결합되어 있음.

연관(linkage) :
동일한 염색체에서 둘 혹은 그 이상의 유전자들 사이의 연관성을 의미하는 유전학적 용어. 상대적으로 근접해 있어 때로는 각 유전자가 나타내는 특질이 변이되었을 때 그 변이가 동일한 개체에 함께 유전되기도 함.

유전학자들(geneticists) :
인간, 동물이나 식물의 특질이 유전되는 것을 연구하는 과학자들.

(geneticists)은 이러한 정보에 기초하여, 그림 1에 묘사되어 있는 것처럼 질환이 있는 사람과 정상이 다양하게 섞여 있는 가계에서 표식자 유전의 패턴을 관찰하여 질환의 유전자가 표식자와 연관될 확률을 계산할 수 있다. 이 방법은 헌팅톤 무도병이나 페닐케톤뇨증과 같이 유전된다고 알려져 있는 질병의 유전자를 찾기 위한 연구에서 매우 성공적으로 사용되었다. 그러나 정신분열병에 대한 유전자와 같이 질환을 일으키는 유전자가 많거나 더 복잡한 유전 방식을 따르는 유전자는 이러한 방법으로 찾기 힘들다. 사실 지난 10년이 넘는 시간 동안 23개의 모든 염색체에 퍼져 있는 정신분열병에 대한 양성 연관(positive linkage)이 많이 발견되었다. 하지만 아이러니하게도, 연구자들은 이 양성 연관 중에 어떤 것이 진짜이고 어떤 것이 우연히 나타난 가짜인지 구분하기가 어렵다. 이 딜레마를 해결하는 열쇠는, 이미 알려진 기능으로 볼 때 관련된다고 생각되는 강력한 후보 유전자를 찾고, 다른 여러 증거들을 통해 이 결과를 확증하는 것이다.

〈그림 1〉

전형적인 가계도와 표식자 2의 유전

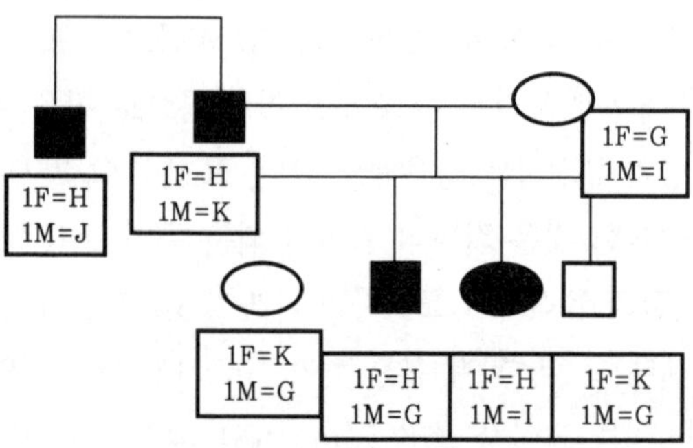

제1염색체와 표식자에서 보이는 변이. 이 변이들 중 하나만 염색체에 나타남.

_A,B,C,D,F,E__________G,H,I,J,K__**SZ**__________M,N,O__________

표식자 1 표식자 2 표식자 3

그림 1. 제1염색체에 있는 표식자 2가 정신분열병(SZ)과 관련이 있을 때 정신분열병의 결합이 염색체에 나타나는 도식. 큰 상자는 각 개인이 유전적으로 물려받는 변이를 보여주고 있음. F는 아버지로부터 나온 것이며, M은 어머니에게서 받은 것임. 색이 있는 칸은 정신분열병이 있는 것이고, 색깔이 없는 것은 정상을 나타냄. 동그라미는 여자, 네모는 남자를 뜻함. 표식자 2의 변이 중 H는 이 가족에서 질환이 있는 모든 사람에서 나타나고 있음.

Q55 미세배열(microarray)이란 무엇인가요?

유전 연구의 방법 중 하나는 미세배열 실험을 하는 것이다. 새로운 미세배열기술을 설명하기 위해서 우선 인간 게놈에 있는 모든 유전 물질에 대해 설명할 필요가 있다. DNA 서열은 아주 작은 양으로도 실제로 단백질을 만들어 낼 수 있고 신체에서 기능할 수 있다. DNA에서 전사를 통해 **messenger RNA(mRNA)**가 만들어지고 mRNA는 모든 신체 기능을 관장하는데 필수적인 단백질을 만들어 낸다. 이를 유전자 발현이라고 부른다. 이 과정에서 무수한 통제 기제들이 복잡하게 작용하는데, 이들에 의해 유전자 발현의 시기와 발현되고 안 되는 것이 관장된다. 연구자들은 실험실에서 미세배열 기술로 수많은 유전자의 표현을 동시에 검사할 수 있다. 미세배열기 자체는 수많은 유전자를 정해진 위치에 움직이지 않게 고정하는 작은 슬라이드나 판처럼 생긴 실험 기구이다. 연구

> ***미세배열(microarray) :***
> DNA 샘플을 순서대로 배열하여 동시에 많은 유전자를 찾아내는 방법. 한 개의 작은 판이나 '칩'에 수천 개의 유전자를 담을 수 있음. 연구자들은 DNA 칩 한 개나 미세배열기를 사용한 실험으로 수천 개의 유전자의 정보를 동시에 얻을 수 있음.

자는 정해진 곳에 유전자를 순서대로 두는데, 그래서 '배열'이라고 부른다. 유전자의 발현을 검사할 때, 그 실험을 '미세배열 발현 분석'이라고 한다. 특정한 질병 상태에서 과도하게 나타나는 유전자가 있다면 통제 DNA와 비교해서 발현된 DNA 서열의 샘플이 하나 이상 나타날 것이다. 표현된 양을 측정하기 위해서 배열을 형광색으로 표시하는데, 특정한 유전자 발현이 있다면 다양한 색깔로 표시되어 보일 것이다. 정신분열병 연구에서는 다양한 만성 정신분열병 환자의 뇌를 부검하여 미세배열 발현 연구를 시행하였다. 이 연구에서 많은 결과가 나왔지만 이 결과가 일관적인지, 연관 연구 결과와 관련이 있는지 결론을 내리기는 아직 이르다. 일부 초기 발현 연구에서는 뉴런 연결 및 성장과 관련이 되는 유전자를 발견하였다. 그러나 약물 복용, 질병의 만성화나 노화와 같은 다른 문제가 유전자의 발현이 달라지는데 어떤 영향을 주는지는 아직까지 명확하게 밝혀지지 않았다. 더욱이 노인이 사망한 후에 뇌를 부검하는 것은 태내기나 아동기 사이 뇌가 발달하는 기간에만 특정적으로 발현되는 유전자를 찾는 데는 별 도움이 되지 않는다.

Q56 정신분열병과 관련되었을 가능성이 높은 유전자는 무엇인가요?

몇몇 연관 연구에서 뇌에서 발현되는 어떤 유전자가 정신분열병의 취약성과 관련될 수 있다고 주장하지만, 그 유전자의 정확한 역할은 이론적으로 명료하게 설명되지 못하고 있다(표 2). 연관 연구와 미세배열 실험 외에도, 소위 유전자-관련 연구에서는 특정한 유전자 변이가 통제 집단보다 정신분열병의 부모 집단에서 더 자주 나타난다고 밝혔다. 이 분야의 연구자들 사이에서 무엇을 양성 반응으로 볼 것인지에 대한 기준이 합의되지 않았기 때문에 긍정적인 결과가 많이 보고되었다.

표 2. 현재 정신분열병과 관련될 가능성이 높은 염색체 위치

염색체 위치		작용
Disc I & II	*1q*	*알려지지 않음*
Dysbindin	*6p*	*뇌의 성장과 발달*
Neuregulin-1	*8p*	*뇌의 성장과 발달*
PPP3CC	*8p*	*Calmodulin 의존*
Calcineurin		*프로테인 포스파타아제*
G72	*13q*	*글루타메이트 경로*
COMT	*22q*	*COMT도파민 대사*
PRODH	*22q*	*글루타메이트 경로*
ZDHHC8	*22q*	*Palmitoylation*
Synapsin IIIα	*22q*	*뉴런 연결의 가소성*
Protocadherin	*X_2와 Yp*	*뇌의 성장과 발달*

이떤 방법으로든 정신분열병과의 관련성이 나타난 유전자들이 아래에 기술되어 있다. 그러나 분명한 것은 이 유전자 중 어떤 것에서도 병리적인 결함을 찾지 못했다는 것이다. 즉, 단일하고 희귀한 가족을 조사한 몇 개의 연구를 제외하고는 통제집단이든 정신분열병이 있는 사람에게든 변종이 발견되지 않았다. 가계 내에서 정상인 사람에게는 없는 추정 변이가 정신분열병이 있는 모두에게서 발견되었다는 연구는 보고된 바 없다. 추정되는 유전자의 목록은 아래와 같다. Brain-derived neurotrophic factor (BDNF), B-37, ciliary neurotrophic factor(CNTF), CNPase, COMT, DBH, DRD2, DRD3, DRD4, DISC I, DISC II, Dysbindin, 14-3-3-eta gene, G-72, G(olf), HSKCa3, HOPA, 5HT2a receptor, MAO-A, MAO-B, MAG, MAL, mGluR, MOG, neuregulin-1, nicotinic cholinergic receptor-α(CHRNA2), NOGO, NOTCH, PIP5K2A, PPP3CC(Calcineurin), proline oxidase, PRODH, RGS proteins, synapsin-III, synapsin-IIIa, TNF-α, tyrosine hydroxylase, ZDHHC8. 이 목록을 쓰는 지금까지, 전부는 아니더라도 추정되는 유전자 중 상당수가

위양성(false-positive) 연구 결과일 수 있다. 하루 빨리 반복 검증을 통해 명확하게 밝혀져야 한다.

57 이러한 유전자가 정신분열병을 일으킨다는 것은 어떻게 알 수 있나요?

이러한 유전자에서 일반적인 경향성이 발견되었다. 이 유전자 중 일부는 신경 전달물질인 **글루타메이트**(glutamate) 신경화학 경로로 집중되는 것으로 보인다. 반면 나머지 유전자들은 좀 더 특수하게 뉴런 구조망을 발달시키는 기능에 관여한다. 이 메커니즘은 아주 흥미롭지만 이 유전자들의 비정상성이 정신분열병이 발병하는 이유와 관련이 있는지는 밝혀지지 않고 있다.

> ***글루타민/글루타메이트(glutamine/glutamate) :*** 단백질을 만드는 아미노산. 그 자체로 뇌의 주요 신경전달물질(세포에서 세포로 정보를 옮김)임. 세포의 활동을 자극하고 흥분시켜서 활성화되게 함.

58 정신분열병의 '중간 표현형(intermediate phenotype)'(때로 endophenotype이라고 불림)은 무엇인가요?

오늘날에는 정신분열병을 일으키는 유전자가 '중간 단계'를 거친다고 여겨진다. 즉, 유전자의 결함 자체가 질병 전체의 직접적인 원인이 아니라, 뇌에 직접 변화를 일으킨 후 다른 요소와 함께 복합적으로 정신분열병 발병의 취약성을 결정 짓는다는 것이다(그림 2).

〈그림 2〉

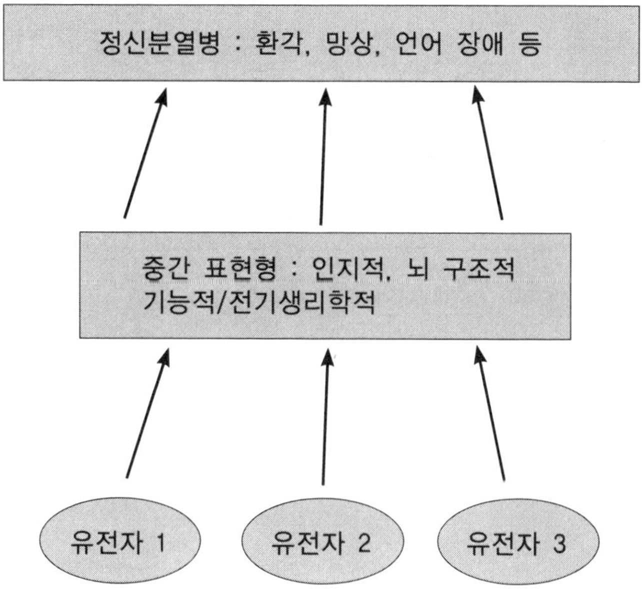

가장 그럴듯한 가설은 어떤 면에서 결함이 있는 하나 이상의 유전자가 일생의 여러 단계에서 작용했다가 잠잠하기를 반복하면서, 비정상적인 시점에 결함이 나타날 것이라는 생각이다. 태내에서 뇌 구조가 미세하게 비정상적으로 발달하고, 청소년기에 뉴런은 비정상적으로 연결되며, 노년이 될수록 뉴런이 빠르고 비정상적인 방식으로 노화된다. 뇌의 가소성도 부족하다(그림 3). 이 모든 것은 하나 이상의 유전자의 구조나 발현이 비정상적일 때 일생의 다양한 시점에서 나타나게 된다.

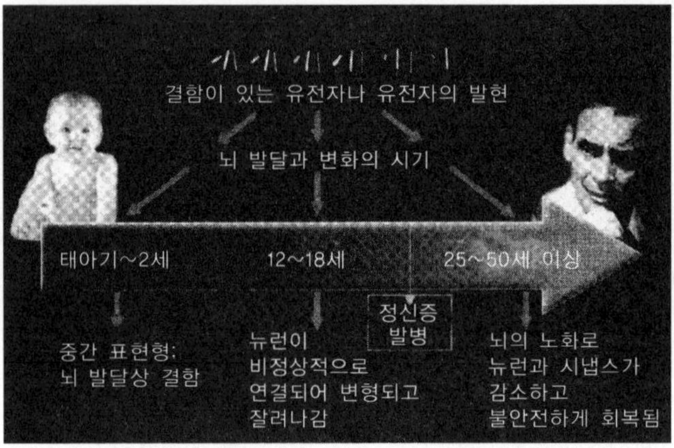

<그림 3> 정신분열병은 일생의 질병이라는 개념. 평생 동안 결함이 있는 동일한 유전자의 활성화와 비활성화를 거치며 각 인생단계에서 유전적인 영향을 받는 사건들이 나타남.

Q59 *앞으로 정신분열병에 대한 DNA 검사가 가능해질까요?*

특정한 유전적 결함을 안다고 해도 정신분열병이 유전되는 경향성이 있는지 검사하는데 도움이 안 될 가능성이 크다. 왜냐하면 정신분열병에 대한 생물학적, 임상적 연구 결과가 매우 불분명하여서 어떠한 검사도 모집단을 정확하게 측정할 수 있게 하는 민감성과 특수성을 충분히 가지고 있지 않을 것이기 때문이다. 취약성에 영향을 주는 유전자들이 확립되고 나면 정신분열병의 메커니즘을 과학적으로 이해하는 데에만 활용될 것이다. 그리고 결국은 새로운 약을 개발하는데 도움이 될 것이다.

Q60 DNA 검사가 처방하는 약을 결정하는데 유용한가요?

개인마다 다른 DNA 서열을 활용하는 또 다른 방법이 있다. 특정한 유전자 DNA에서 나타나는 변이가 질병 자체와 관련이 없더라도, 증상을 억제하기 위해 쓰는 약물이 각 사람의 유전적 기질에 따라 다양한 방식으로 작용할 수 있다. 예를 들어, 어떤 사람에게 특정 약물의 활성화를 억제하는 **효소(enzymes)**가 있다면, 이 사람이 임상 반응을 얻기 위해서는 이 효소 활동이 적은 사람보다 더 많은 약을 복용해야 하며, 때로는 특정 약물에 전혀 반응하지 않을 수도 있다. 마찬가지로 비활성화 작용을 하는 효소의 활동이 적은 사람들일 경우, 신체에 약을 더 오래 보유하고 있기 때문에 부작용이 나타날 가능성이 더 높아진다. 임상가들은 이미 확립되어 있는 요인들을 활용하여 각 사람의 고유한 유전적 기질에 따라 다양한 종류의 약으로 맞춤 치료를 할 수 있다. 이 원리는 새롭게 출현하는 영역인 약물 유전학에서 나왔고 앞으로의 성과에 많은 기대를 불러 모으고 있다. 하지만 개발되어 실용화되려면 오랜 시간이 필요할 것이다.

> ***효소(enzymes) :***
> 생화학적 반응을 통해 다른 물질의 소화를 촉진시키는 신체의 단백질. 물질 대사의 '도구'임.

Q61 유전학 연구가 새로운 치료법을 만들어 낼 수 있을까요?

앞서 이야기했듯이, 정신분열병에 대한 생물학적 지식으로 더 좋은 치료법을 만들 수 있을 뿐 아니라 임상 증상이 뚜렷하게 드러나기 전에 초기에 치료할 수 있게 된다. 하지만 소비자들은 이것이 요원하다는 것을 인식할 필요가 있다. 제약 회사가 새로운 약을 개발하고 실험하는데 수년이 걸리며, 회사가 연구하는 화합물 중 많은 경우는 시장에 진출하기도 전에 여러 가지 이유로 폐기된다.

Q 62 앞으로 새로운 게놈 세대에서 윤리적인 문제는 무엇일까요?

과학자들은 새로운 발견 앞에서 항상 사회적 책임을 다할 필요가 있다. 어떤 가족은 정신분열병이 강력한 유전 요인을 가지고 있다는 것을 알고 기뻐할 수 있다. 자신의 행동 때문에 가족 중 누군가가 정신분열병이 생기지 않으며 발병이 자신의 통제를 벗어난 일이었다는 것을 알게 되기 때문이다. 반면 어떤 가족들은 낙인으로 받아들이며 '나쁜 피'가 흐르는 것처럼 느낀다. 과학자들은 국회 의원들과 협력하여 유전 자료를 부적합한 사람으로 낙인 찍는데 사용하지 않도록 보호하는 법안을 추진해야 한다. 그래야 이 사람들이 사회에서 이용 가능한 건강 보험 정책, 교육, 취직의 기회를 잃어버리지 않을 수 있다. 또 다른 문제는 정신분열병의 위험율이 높은 아이를 낳지 않으려고 결혼하기 전에 유전자 검사를 요구하거나 가족력이 있는 사람과 결혼하는 것을 망설이는 것이다. 유전 위험율이 낮고 정확하게 알 수 없다는 과학 지식에도 불구하고, 정신분열병이 유전된다는 피상적인 지식으로 수만 가지 시나리오를 상상할 수 있다.

제 5 부

정신분열병의 생물학: 최근 연구 결과

"모름지기 당신은 깊이 생각해야 한다. 내게 좋은 아이디어가 있나면, 나는 이것이 진짜라고 믿으려고 한다. 아이디어가 있는 것이 아무 생각이 없는 것보다는 낫다… 이게 바로 훌륭한 과학의 방식이다. 아이디어는 검증될 수 있지만, 당신이 아무런 아이디어가 없다면 아무 것도 증명할 수 없고, 당신은 아무 것도 알지 못할 것이다!"

제임스 왓슨(James D. Watson)이 뉴욕 타임스와 인터뷰한 기사 중에서
DNA발견 50주년의 날
2002년 2월 3일

63 피나 소변 혹은 척수액으로 검사할 수 있는 방법이 있나요?

대부분의 생물학적 질병과는 달리, 이 질문에 대한 답은 '전혀 아니다'이다. 당뇨에서는 고혈당이 나타나고 다발성 경화증에서는 **면역글로불린항체**(immunoglobulins)가 증가하는 것을 볼 수 있다. 정신분열병을 확인할 수 있는 그럴듯한 물질을 알 수 있다면! 수년 동안 24시간에 걸쳐 채취한 소변, 림프액, 척수액에서 여러 가지 요소가 발견되었다. 리트머스 시험에서 정신분열병을 추정할 수 있다는 '핑크 스폿'도 환자가 과도하게 차를 마셨을 때 만들어지는 대사 산물보다 더 많이 검출되지 않았다. 디메틸트립타민, 페닐에틸아민 등이 관심을 받았었는데, 이들은 내인성 환각물질이라 불리며 우리 신체에서 과도하게 나오는 화학 물질이다. 이들도 모두 우연히 발생한 부산물로 드러났는데, 디메틸트립타민은 검증되지 않은 실험방법의 결과였고, 페닐에틸아민은 불특정한 불안에 의해 유발되었다.

> **면역글로불린항체 (immunoglobulins) :** 신체가 체외 물질과 감염에 반응하도록 도와주는 단백질.

64 정신분열병이 있는 사람의 뇌는 특별히 다른 점이 있나요?

그렇다. 하지만 아주 미묘한 차이가 있을 뿐이며 이 질환에서만 나타나는 특징적인 변화나 정신분열병 환자 모두가 보이는 단일한 특성은 없다. 정신분열병이 있어도 뇌는 완전히 정상일 수 있다. '조발성 치매(Dementia Praecox)'라는 개념을 생각하기 시작한 이래로 크레펠린(Kraepelin)은 정신분열병이 진행성 뇌 질환이라고 생각했고 그의 책에 다음과 같이 기록하였다(1907). "이 질환은 좋아지지 않고 점점 심해진다… 수개월 내에 정신적 기능이 떨어지는 증상을 보일 것이고, 보통 2년이 지나면 확연히 눈에 띄게 될 것이다… 반면 수년 동안 치매 증세를 보이지 않는 경우도 있다." 또한 그는 초기에 "지금까지 알려진 임상적, 해부학적 사실로 보아, 나는 우리가 심각하고… 부분적으로만 회복할 수 있는 대뇌 **피질(cortex)**의 손상을 다루고 있다고 확신한다… 사례의 75%가 치매의 심각한 단계까지 갔고 점점 더 악화되었다."고 저술하였다(Kraepelin, 1899). 1919년 출판된 책에서 그는 뇌에서 무엇이 잘못되었는지를 뉴런 그림으로 묘사하였는데, 크레펠린은 이를 "리포이드가 분해되면서 생긴 부산물 때문에 병든 것"이라고 설명하였다. 그러나 그 누구도 이 주장의 증거를 대기 위해 면밀하게 조사한 연구는 없기 때문에, 그가 생각한 뇌에 대한 개념의 출처는 분명하지 않다.

피질(cortex; cerebral cortex) :
뇌의 바깥 부분. 대부분 신경세포를 담고 있는 '회백질'로 이루어져 있음.

공기뇌촬영 (pneumoencephalography) :
뇌실의 빈 공간에 공기를 주입하여 뇌를 X선 사진으로 촬영하는 것.

뇌실(ventricles) :
뇌와 관련되어 쓰일 때는 뇌 속의 빈 공간으로, 뇌척수액으로 불리는 뇌에 있는 액체가 차 있어서 이를 순환시키는 역할을 함.

컴퓨터 단층 촬영법(computed tomography(CT)) :
보통의 두개골 X선 촬영보다 뇌를 더 자세히 볼 수 있는 X선 촬영 종류.

1930년대까지 **공기뇌촬영(pneumoencephalography)**으로 뇌를 검사하는 기술이 정신분열병 환자 연구에 활용되었다. 이것은 **뇌실(ventricles**: 뇌를 담그는 뇌척수액이 있는 빈 공간)의 형태를 관찰하기 위해 공기를 뇌실에 주입하는 매우 위험한 진단법이다. 많은 연구는 만성 정신분열병 환자의 뇌실이 확장되었다고 보고하였는데, 이는 나이에 비해 뇌 조직의 위축이 심하다는 것을 명확히 보여주는 것이었다. 20세기 중반 정신분열병에 대한 이론과 연구는 심리적, 정신역동적인 관점이 대세였기 때문에 대부분의 정신과 의사는 이러한 결과를 전혀 주목하지 않았다. 생리학적 정신 의학이 다시 인기를 얻고 **컴퓨터**

단층 촬영법(computed tomography(CT))라고 이름 붙여진 살아 있는 뇌를 직접 검사하는 새로운 방법이 개발되면서, 흥미로운 연구 결과들이 속속 발표되었다. 1976년 심각한 만성 정신분열 환자를 대상으로 극히 소규모로 진행된 연구는 *란셋*(The Lancet)이라는 의학 저널에 실렸다(Johnstone et al., 1976). 환자의 뇌실이 비슷한 연령의 통제 집단에 비해서 유의하게 더 크다는 것이 CT상에 명백하게 나타났다. 곧 다른 연구자들도 더 규모가 크고 대표성을 띤 환자 표본을 표집하여 이 결과를 광범위하게 반복 검증하였다. 이것은 오늘날까지 모든 정신분열병 연구 중에서 가장 많이 반복 검증된 결과일 것이다! 1980년대 후반에 뇌 영상 기법인 **자기공명영상법(magnetic resonance imaging(MRI))** 스캐너의 출현으로 살아 있는 뇌를 더 투명한 해부학적 창으로 들여다 볼 수 있게 되었다. 그러나 첫 연구는 너무 두꺼운 뇌 조직을 사용했기 때문에, 대개 작은 뇌 구조나 아주 미묘한 차이는 놓치기 쉬웠다. 하지만 이후 10년 동안 MRI 검사는 점점 더 정교해졌고 뇌 영상 덕에 거의 부검으로 보는 만큼 자세하고 뚜렷하게 볼 수 있게 되었다. 현재 MRI 검사는 정신분열병이 있는 사람들의 뇌를 검사하기 위해 사용하는 중요한 영상 기법이다. MRI 상에서 실제 뇌 조직을 구분하기 쉽다. 뇌 조직은 신경세포가 모여 있는 **회백질(gray matter)**과 신경 섬유가 연결되어 있는 **백질(white matter)**로 나누어진다. 대다수의 연구에서 정신분열병 환자의 뇌가 다른 점이 많다는 것이 밝혀졌다. 대부분 뇌 구조의 크기에서 차이가 나타났다. 뇌실 말고도 회백질의 전체적인 크기가 상당히 작았고, 측두엽과 여러 하위 부위들(**상부측두이랑(superior temporal gyrus)**과 해마)과 전두엽, 뇌량의 크기도 달랐다(표 3, 그림 4).

> ***자기공명영상법(magnetic resonance imaging(MRI)) :***
> 자기장과 컴퓨터 장치를 이용해서 뇌 조직을 검사하는 방법.
>
> ***회백질(gray matter) :***
> 뇌와 척수에서 보이는 갈색을 띤 회색의 신경 조직. 신경 세포가 모여 있음.
>
> ***백질(white matter) :***
> 흰색을 띠는 뇌와 척수 조직. 대부분 신경 섬유와 마이엘린이라고 불리는 광택이 있는 보호막으로 구성됨.
>
> ***상부측두이랑(superior temporal gyrus) :***
> 듣고 말하는 것을 포함해서 언어와 관련된 기능을 담당하는 뇌의 측두엽의 한 부위.

지금은 뇌 구조 중에 백질에서도 변화가 나타난다는 것을 알게 되었다.

<표 3>

뇌 구조	뇌실	전두엽	측두엽 -상부측두이랑 (superior temporal gyrus) -해마
구조상 기능	*뇌를 담그는 척수액을 보유하고 있음*	*순차적인 계획* *새로운 기억 처리* *말하기* *인간의 고유한 정신 기능*	*언어적 기억력*
정신분열병이 있는 사람에게 보이는 특징	*커짐*	*부분적으로 부피가 줄어듦*	*부분적으로 부피가 줄어듦*
시간이 흐를수록 심해지는가?	*진행됨*	*알려져 있지 않음*	*심해질 수도 있고 아닐 수도 있음*
비고	*뇌실이 커지면 뇌실을 둘러싼 뇌 조직이 정상보다 더 줄어들게 됨*	*전두엽 구조는 측정하기 어렵지만 여러 가지 방법으로 기능이 비정상적인 것을 확인할 수 있음*	

<그림 4> (1) MRI – 정신분열병 환자 (2) MRI – 정상인

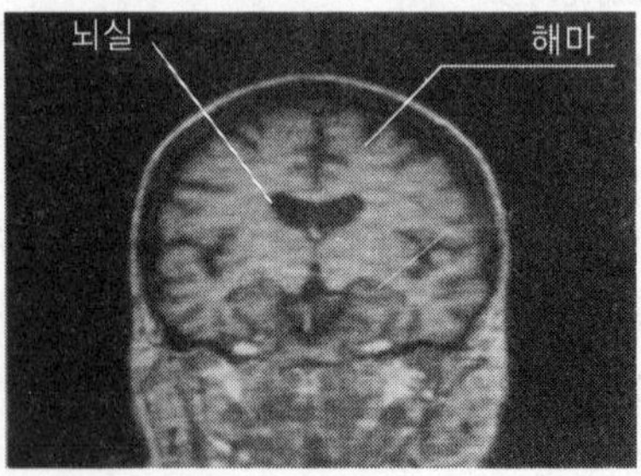

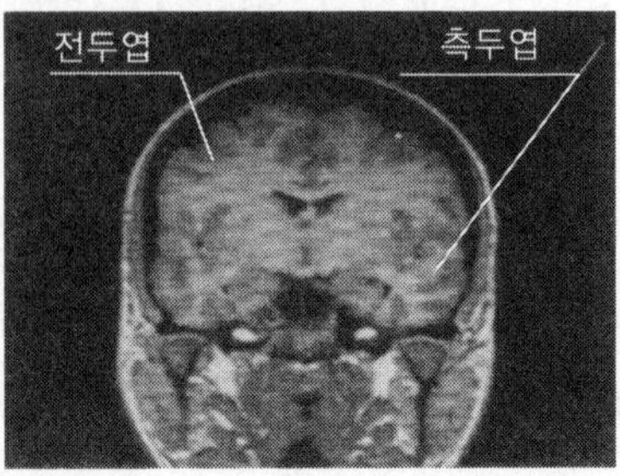

65 MRI를 꼭 촬영해야 하나요?

임상 장면에서 처음 정신분열병을 진단받은 사람을 정확하게 검사하려면 MRI를 시행해야 하며 이것은 몇 년 후에 다시 검사할 때 비교 자료로 활용할 수 있다. 또한 측두엽 종양이나 퇴행성 신경질환과 같이 증상이 정신분열병과 유사한 뇌 질환을 배제하는데 MRI 검사를 이용할 수 있다. 정신분열병의 특징적인 증상을 보이는 사람은 이러한 질환일 가능성이 적긴 하다. 현재까지 진행된 뇌의 구조와 기능에 대한 연구 결과를 바탕으로, 삽화를 겪은 후 어떤 결과가 나타나게 될지 예측해 볼 수 있다.

66 fMRI는 유용한가요?

MRI 검사의 다른 형태로는 기능성 **자기공명영상법**(functional MRI :fMRI)이나 **자기공명분광법**(magnetic resonance spectroscopy :MRS)이 있다. fMRI에서 스캐너가 뇌를 촬영하는 동안 검사를 받는 사람은 뇌의 여러 해부학적 부위를 사용하는 과제를 수행한다. 정신분열병 환자의 경우, 지시를 듣거나 사물을 보면서 짧은 시간 동안 기억하거나 언어적으로 식별하는 과제를 하게 된다. 주로 사용하는 부위의 활동 강도를 측정하여 뇌의 여러 영역의 기능을 확인할 수 있다. 비록 초기의 연구 결과이긴 하지만, 이 같은 과제에서 정신분열병 환자는 덜 집중하였고, 뇌의 기능 편향(역자 주: 특정 기능을 뇌의 한 쪽 반구가 주되게 담당하는 것)이 덜한 것으로 나타났다. 이 같은 검사법이 임상 현장에

> ***기능성자기공명영상법 (functional MRI:fMRI) :*** 뇌에서 자극에 반응하여 일어나는 활동을 보여주는 정밀 뇌 검사. 자극은 자발적으로 손가락을 움직이는 것에서부터 몇 개의 단어를 암기하는 것까지 어떤 것이라도 가능함.
>
> ***자기공명분광법 (magnetic resonance spectroscopy:MRS) :*** 뇌의 화학 물질의 분광을 검사하는 MRI 검사의 한 종류. 이 화학 물질은 신경 세포와 세포들 사이의 신진 대사 활동이나 세포막 구조에서 볼 수 있는 것들임.

서 활용될 수 있으려면 더 많은 연구가 필요하다. 이와 비슷한 MRS는 뇌의 다양한 부위의 신경 화학 물질의 신진 대사 수준을 양적으로 측정하는 영상 기법이다. 이 물질의 양이 비정상적이면 생화학적 수준에서 뇌 질환이 진행되고 있다는 증거로 생각할 수 있다. 그러나 이 검사는 지금까지 해석상 복잡한 문제가 있어서 임상 현장에서 활용할 수 없고 연구 도구로만 사용된다.

Q67 정신분열병 환자에게 뇌파검사(EEG)를 시행해야 하나요?

뇌파검사에서 정신분열병이 있는 사람들의 특징들이 나타났다. 예를 들어, 어떤 EEG뇌파는 일정 방식으로 자극 받을 때 나오는데, 이를 '유발 전위'라고 부른다. 정신분열병 환자의 경우 이상한 소리를 듣거나 시각적 물체를 보게 될 때 이 뇌파의 진폭이 작아지며 특히 전두엽과 측두엽에서 줄어든다. 이 검사는 다른 증상과 관련이 있고 MRI와 유사하게 예후를 예측하는 지표를 얻을 수 있기 때문에 유용하다. 그러나 대체로 이 검사는 아직 연구 방법으로만 쓰이고 임상 현장에서는 활용되지 않고 있다.

Q68 정신분열병은 '화학적 불균형' 인가요?

많은 사람들이 정신분열병을 '화학적 불균형(chemical imbalance)'이라고 말하는데, 이는 약물이 여러 증상들을 완화시키는 화학 물질이라는 점에서 일리가 있다. 하지만 이 개념이 실제로 어떤 작용을 하는지는 아직 명확하지 않고, 화학 물질이 뇌 구조가 변하는데 어떻게 영향을 주는지도 알려지지 않았다. 신경이완제가 개발된 이후로 정신분열병에 대한 여러 생화학적 가설이 관심을 받았다. 이러한 약물은 다른 수용체뿐 아니라 **도파민(dopamine)** 수용체에 직접적으로 작용하며, 실험 분석을 통해 약물의 효과가 특별히 도파민 활동과 관련되는 것을 확인할 수 있었다. 결과적으로, 도파민 가설은 항상 가장 많이 주목 받았다. 도파민 가설을 지지하는 일부 연구에서는 사후 부검한 뇌를 **양전자방출 단층촬영장치(positron emission tomography: PET)**로 검사했을 때 정신분열병 환자의 도파민 수용체가 증가한다고 밝혔다. 이러한 결과가 약물의 효과 때문이 아니라 질병 그 자체의 병리적 특성이라는 증거 또한 있다. 또 다른 신경전달물질인 **세로토닌(serotonin)**과 가바(GABA)나 다른 물질들도 정신분열병의 병리와 어느 정도 관련이 있어 보이는데, 이는 도파민 수용체에 영향을 주기 때문인 듯하다.

더 최근에는 '글루타메이트 가설'이 도파민 가설보다 더 주목을 받고 있다. L-글루타민산(글루타메이트)은 뇌와 신경계전체에 퍼져있는 주요 흥분성 아미노산 신경전달물질이다. 글루타메이트는 뇌 발달에 중요한 역할을 하며, 뉴런 이동, 뉴런 분화, 축색돌기 생성, 뉴런 생존에 영향을 주는 것으로 알려져 있다. 처음에는 글루타메이트가 정신분열병에 관여한다고 생각되었다. 예를 들어, 유명한 기분 전환성 약물인 펜시클리딘(PCP)은 정신분열병 증상과 비슷한 모습을 보이게 할 뿐 아니라 주로 글루타메이트 수용체에 작용한다고 생각했던 것이다. 글루타메이트 수용체 아형인 N-메틸-D 아스파르트산염(N-methyl-d-aspartate(NMDA))이 관련된 글루타메이트 신경전달물질 이상이 정신분열병의 병리생리학에 관여한다는 증거가 많이 발견되었다.

> ***도파민(dopamine) :***
> 뇌의 신경 세포들 간에 '메시지'를 전달하는데 중요한 역할을 하는 화학 물질.
>
> ***양전자방출단층촬영장치(positron emission tomography: PET scanning) :***
> 상대적으로 빠르게 뇌에 들어가는 것으로 알려진 방사성 동위 원소 물질을 정맥에 주입하여 신진 대사를 측정하는 방사성 기법.
>
> ***세로토닌(serotonin) :***
> 뇌, 혈소판, 소화기, 송과선에서 발견되는 호르몬. 신경전달물질(신경이 다른 신경으로 메시지를 보내기 위해 사용하는 물질)과 혈관수축신경(혈관을 좁게 만드는 물질)으로 작용함. 뇌에서 세로토닌 부족이 우울증의 원인으로 여겨지고 있음.

이것은 정신분열병의 NMDA 수용체의 기능 저하 가설로 알려지게 되었다. 도파민 가설은 도파민 활동이 지나치게 증가하면 정신분열병의 원인이 될 수 있다는 것이고, 반면에 글루타메이트 가설은 글루타메이트 시스템의 기능이 떨어져서 정신분열병이 나타나는 것으로 가정한다. 두 가설을 뒷받침하는 증거가 많으며, 특정한 종류의 마약류는 정상인에서도 정신분열병과 유사한 증상을 불러 일으키는 것이 관찰되었다. PCP는 글루타메이트 활동에 길항하여 정신분열병과 가장 유사한 증상을 만들며, 암페타민 또한 도파민 수용체를 자극시켜 급성 양성 증상을 야기한다. 일반적으로 PCP와 비슷한 약은 암페타민과 관련된 약보다 정신분열병의 양성 및 음성 증상을 좀 더 생기게 한다. PCP와는 달리, 암페타민과 관련된 약은 형식적 사고 장애와 음성 증상과 같은 정신분열병의 핵심 증상을 보이게 하지는 않는다. 현재 글루타메이트 가설에 근거하여, NMDA 수용체 자극제인 글라이신(glycine)과 d-세린(d-serine) 모두는 다른 약물로는 전혀 효과를 얻지 못하는 만성 정신분열병 환자를 치료하는데 추가 약제로 사용되고 있다.

Q 69 뇌에서 변화가 나타날 때, 정신분열병을 진행성 뇌 질환으로 볼 수 있나요?

만성 정신분열병 환자는 앞서 언급한 뇌 구조의 변화를 보이는 것으로 알려져 있지만, 일생 중 언제 비정상적으로 되는지에 대해서는 여전히 의견이 분분하다. 그러나 처음으로 삽화를 보인 환자에서 뇌 구조상의 변화가 많이 나타난 것을 볼 때, 이같은 변화가 초기에 생기는 것으로 생각된다. 최근 고위험군 연구에서 실제로 뇌에서 먼저 변화가 나타나고 증상이 악화되면서 변화가 점점 더 심해진다는 증거가 나타나고 있다. 이에 대한 더 많은 연구가 필요하지만, 이 문제가 함축하는 의미는 방대하다. 뇌 구조에서 정신분열병에서만 나타나는 진행성 변화가 있고 이것이 임상적 증상을 악화시킨다면, 이 진행을 막기 위해 초기에 약물치료를 할 필요가 있다. 여러 연구진들이 이 주제에 대해 연구하고 있다. 희망하기로는 하루 빨리 초기 치료의 형태를 결정하는데 도움을 얻을 수 있기를 바란다.

Q70 정신분열병에 대한 신경발달적 가설은 무엇인가요?

지난 10년 동안 연구자들 대부분은 정신분열병에서 뇌 구조가 비정상적으로 변형되는 것이 최소한 부분적으로는 신경발달학적인 원인이 있을 것이라고 생각했다. 즉, 태내에 있을 때 뇌 발달에 손상이 있었거나 유전적인 영향으로 태아기에 뉴런이 잘 성장하지 못했기 때문이라고 여겼다. 다른 대안적 이론은 정신분열병이 청소년기에 발병하게 되면 그 시기 뇌 연결 망이 비정상적으로 재조직화될 것이라는 가설이다. 질병의 지속 기간과 뇌의 비정상적 변화의 정도 사이에 전혀 상관이 없었고, 정신분열병 환자의 뇌에서 세포가 퇴행된 흔적이 전혀 나타나지 않았기 때문에 정신분열병을 진행성퇴행 과정으로 보기 어렵다는 것이다. 하지만 엄격하게 시행된 종단 연구에 따르면 뇌실 크기는 시간이 지날수록 점점 더 커지고 정신분열병과 연관된 비정상적인 특징들은 그대로 멈추어 있지 않는 것으로 보인다. 4장 그림 3에서 신경발달학적 가설과 퇴행성 가설을 조합하여 설명하였다. 이 장의 표 3에서 정신분열병 환자의 뇌에서 어떤 변화가 나타나는지 요약되어 있으며, 그 구조가 진행성인지 아닌지를 보여준다. 그림 5는 정신분열병이 있는 34세 젊은 여성 사례인데, 이 여성의 뇌실은 첫 삽화로부터 5년 후와 10년 후, 시간이 지나면서 일관적으로 더 커져갔다.

<그림 5> 10년 동안 MRI로 추적 검사함. 만성 정신분열병이 있는 34살의 여성이며, 형제도 정신분열병이 있었음.

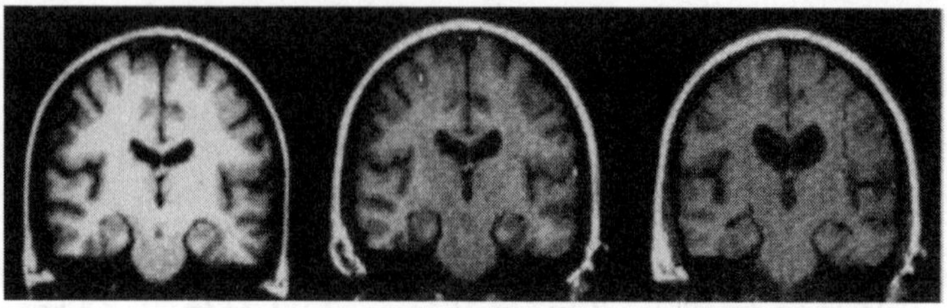

1990. 2. 첫 번째 삽화 1995. 2. 5년 후 2000. 1. 10년 후

제 6 부

물질 남용과 정신분열병

"'나를 마셔요' 라고 예쁘게 써 있었다. 그러나 똑똑한 앨리스는 조급하게 그 말에 따를 생각이 없었다. '먼저 잘 살펴 봐야지, '독약' 이라고 써 있는지 안 써 있는지' 그러나 이 병에는 '독약' 이라고 쓰여있지 않았다. 그래서 앨리스는 한 번 맛 보기로 하였다. 그것은 맛이 아주 좋았다...아주 빨리 다 먹어 치웠다."

루이스 캐럴(Lewis Carroll)의 소설 이상한 나라의 앨리스(1865) 중
'토끼 굴 아래로' 에서

71 청소년기 마약류 사용이 정신분열병의 원인이 되나요?

마약류를 복용한 후 처음으로 정신분열병의 급성 삽화가 나타난 환자와 가족들은 종종 이 삽화를 여러 마약류의 탓이라고 비난하였다. 약물 남용을 한 사람들이 비슷한 연령대에 비해 정신분열병이 더 많이 발병되는 경향이 있지만, 약물 남용과 정신분열병 중 실제로 무엇이 먼저인지에 대해서는 의견이 분분하다. 특정한 약이 정신분열병을 일으킬 수 있을까, 아니면 '정신분열병 전구기'에 나타나는 미묘한 감정 때문에, 불편한 기분이나 행동에서 벗어나 보려고 약을 사용한 것일까? 최근에 유럽에서 진행된 연구 결과를 보면 약물, 특히 대마초(마리화나)를 자주 피우는 것은 원인이 될 수도 있다고 한다. 그러나 마리화나나 다른 약물을 자주 복용한 대다수의 사람들은 정신분열병이 발병되지 않는다. 따라서 이 질환에 대한 유전적인 취약성도 함께 있어야 한다는 것은 잘 알려진 사실이다. 약물 남용이 이미 예정된 발병을 단지 가속화시키는 것일 수 있다. 약물을 남용한 사람은 이른 나이에 발병하는 경향이 있으며, 예후가 더 나쁘고, 보통 남성이 여성보다 더 쉽게 약물을 남용하기 때문에 남성과 특히 관련이 크다. 유해한 약물의 종류는 국가마다 다르며, 특정 시기에 유행했거나 구하기 쉬웠던 약물일 가능성이 많다. 물론 이것은 시간과 장소에 따라 다양하다. 약물의 종류는 다양하고 시기마다 유행하는 약물이 다르며 다양한 길거리 이름으로 알려져 있다. 대표적으로 암페타민(스피드나 엑스터시), PCP, 리세르그산디에틸아미드(LSD), 대마초(해쉬, 마리화나)가 있다. LSD는 1960년대 약물이며, 이 약물 복용으로 유명해진 노래들도 있다(예, Lucy in the sky with diamond). 대마초는 정신분열병과 관련이 있지만 환각을 일으키지는 않는다. 반면

LSD와 PCP는 정상인에게도 환각을 유발하는 것으로 알려져 있다.

72 정신분열병에 걸린 사람이 마리화나를 피워도 되나요?

오늘날 많은 연구는 마리화나를 흡연하는 것과 정신분열병 발병 사이에 강한 연관성이 있다는 것을 보여준다. 따라서 이미 정신분열병을 진단받은 사람이 마리화나를 피우는 것은 좋지 않다. 일부는 길거리에서 손쉽게 얻을 수 있는 마리화나의 효능이 지난 몇 년 동안 상당히 좋아졌기 때문에 이러한 결과가 나타난 것이라고 본다. 정신분열병 환자들은 대마초나 마리화나를 끊지 않으면 치료약에 잘 반응하지 않게 된다. 환자들은 경구용 치료제를 잘 먹지 않으려 하며, 결국 예후가 나빠지고 입원을 되풀이하게 된다. 정신분열병 환자들은 마약류를 흡입했을 때 다른 사람들처럼 행복하거나 평온하다고 느끼지 못하는 경우가 많은데, 그 이유는 아직 밝혀지지 않았다.

73 정신분열병–유사 증상을 더 잘 생기게 하는 특정한 약물이 있나요?

어떤 마약도 이 같은 관련성에서 자유롭지 못하다. 그 중에 메타암펨타민과 PCP는 정상적인 사람이 복용했을 때 급성으로 정신분열병과 비슷한 증상을 보인다고 알려져 있다. 메타암펨타민과 PCP는 둘 다 일부 국가에서 유행하고 있다. 특히 아프리카의 많은 국가에서 메타암펨타민을 상당히 많이 남용하고 있어, 이 국가의 정신과 의사는 진짜 만성 정신분열병 환자와 메타암펨타민을 지속적으로 복용한 사람을 구분하는데 애를 먹는다.

Q74 정신분열병 환자가 술을 마시는 것은 괜찮은가요?

간단한 답은 '아니오'이다. 특히 술을 어느 정도 마셨을 때 사람들은 처방된 치료제를 잘 먹지 않고 재입원하게 되며, 기분 증상이 나타나고 정신분열병 증상이 더 심해진다. 음주량을 절제하기가 쉽지 않기 때문에 술을 마시는 것은 권할만하지 않다. 정신분열병이 있는 사람이 사교적인 모임에서 다른 사람들과 어울리기 위해 하룻밤에 맥주 한 병 정도를 마시는 것은 오히려 유익할 수 있다. 즉, 이들을 일상 생활 속으로 더 끌어들이게 된다. 그럼에도 과도한 음주는 누구에게도 해로우며, 정신분열병이 있는 사람은 특히 더 좋지 못한 영향을 받기 쉽다.

Q75 왜 정신분열병에 걸린 사람이 담배를 심하게 피울까요?

정신과 병동에 입원한 환자들이 줄담배를 피우는 모습은 흔히 볼 수 있고, 흡연과 정신분열병과의 관계를 밝히기 위해 과학적인 연구가 많이 진행되고 있다. 과거 행동 치료에서는 목표를 달성하기 위한 긍정적인 강화물로 담배 한 갑을 상으로 걸었다. 그 결과 폐암이나 흡연으로 인한 암이 증가했을 거라고 생각하기 쉽겠지만, 사실은 그렇지 않았다. 정신분열병이 있는 사람이 흡연을 하는 이유가 정신병리적인 원인에서인지 이 질병을 가진 사회적 결과로서 생기는 것인지 명확하지 않다. 단순하게는 이들이 스트레스를 받거나 불안할 때 손에 뭔가를 들고 입을 만족시키는 방식으로 스스로를 자극시켜주기 위해 담배 피는 습관을 들이게 될 수도 있다. 최근 콜로라도의 저명한 과학자인 로버트 프리드만(Robert Freedman) 박사는 과학적인 근거를 바탕으로 이 현상을 설명하였다. 정신분열병 환자는 뇌의 니코틴을 받아들이는 수용체에 이상이 생기기 때문에 니코틴 갈망(craving for nicotine)이라고 이름 붙여질 정도로 지나치게 흡연하는 경향을 보인다고 하였다. 그는 현재 정신분열병 환자의 니코틴 수용체에 대해 연구하는 중이다. 이 수용체가 비정상적으로 되기 쉬운 유전적 취약성을 탐색하고 이 문제를 억제할 수 있는 약물이 있는지 조사하고 있다. 하지만 아직까지 정신분열병 증상을 완화시키는데 효과적이라고 밝혀진 것은 없다.

제 7 부

정신분열병에서 폭력과 공격성

"아, 저건 단검이 아니냐,
칼자루를 내 손 쪽으로 향하고 이 눈 앞에 나타난 것은? 자, 잡아보자…
가야지, 기면 끝난다. 종이 부르지 않는가.
듣지 마라, 덩컨, 저 종 소리를. 저건 조종이니까.
널 천국 아니면 지옥으로 들어가게 하는"

셰익스피어의 맥베스 2막 1장 중에서

Q76 정신분열병이 있는 사람들은 자주 폭력적인 행동을 하나요?

폭력은 정신분열병의 증상이 아니다. 정신분열병이 있어도 치료약을 복용한다면 다른 사람보다 더 위험하지 않다. 사실, 정신분열병이 있는 사람은 타인보다는 자기 자신을 해치는 일이 훨씬 더 많다. 그런데도 정신분열병이 폭력적이라고 생각하는 사람들이 있다. 이것은 세간의 관심을 모았던 사건이나 영화 주인공 때문에 생긴 편견이다. 뉴욕 롱 아일랜드의 주립 정신 병원에 입원했던 편집형 정신분열병 환자의 경우, 사이가 틀어진 부인이 죽어야 한다는 망상이 있었다. 그는 의사에게 이같은 망상이 사라진 것으로 믿게 만들고는 퇴원하자 곧장 아내의 집으로 가서 그녀를 살해하였다. 뉴욕에서는 환각에 빠진 노숙자가 전동차가 달려오는 지하철 선로에 어린 소녀를 밀어 넣는 일이 있었다. 그리고 '유나보머'로 알려진 테드 카진스키(Ted Kaczynski)는 분명 편집형 정신분열병이 있었고 그가 뉴욕 타임즈에 보낸 성명서를 보면 사고 장애라는 명확한 증거가 있었다. 영국에서 '요크셔 리퍼'로 알려진 연쇄 살인범 역시 정신분열병이 있었고 재판 이후 정신과 치료감호소에서 오랫동안 지내야 했다. 열차에 올라타 사람들을 무차별적으로 학살한 롱 아일랜드 청년은 수년 동안 편집형 정신분열병의 모든 증상이 명백히 있었지만, 대부분의 사람들이 그를 병원에 데리고 갈만큼 충분한 관심을 기울이지 않았다. 마지막으로, 유명한 존 힝클리 주니어는 수년 전부터 레이건 대통령을 암살해야 한다는 망상에 시달렸다고 하며, 결국 정신분열병으로 진단받아 정신 병원에서 수년 동안 지냈다. 롱 아일랜드 열차 저격범과 마찬가지로 존은 아주 오랫동안 불안정한 행동을 보이고 심각한 정신병리적인 증상을 나타냈는데, 가족이나 친구, 전문가들이 훨씬 더 일찍

개입했어야 했다. 그는 미국의 대통령을 스토킹하는 정신병질자에 대한 영화, 택시 드라이버(Taxi Driver)에 수년 넘게 집착해 왔었다. 존은 이 영화에 출연한 아름다운 여배우 조디 포스터와 사랑에 빠졌다고 착각하여 그녀가 예일 대학에 재학 중일 때 그녀에게 집요하게 편지를 보내고 만나려 하였다. 어떤 사람들은 그가 영화에 대한 강박적인 집착 때문에 권총을 샀고 마침내 1981년 3월 29일 레이건 대통령, 제임스 브레디 대변인과 그 곳에 있던 다른 두 명을 저격하였다고 생각한다. 존 힝클리는 재판을 받고 정신 이상이라는 이유로 무죄 판결을 받았으며 워싱톤시 성 엘리자베스 병원의 특수 치료감호병동에 수용되었다. 이 사건이 일어나기 전에 정신과 의사를 비롯하여 전문가가 정확한 진단을 내리고 신경이완제로 치료했다면, 그가 대통령을 해치는 사고를 막을 수 있었을 것이고, 다른 사람들도 범죄를 저지르지 않았을 것이다. 이런 사례들은 자칫 정신분열병이라고 진단받은 것만으로도 그 사람은 위험하다는 사회적 인상을 심어줄 수 있다. 이 같은 실제 사례가 있긴 해도 폭력이 일어난다면 대부분의 폭력은 가족이 대상이며 사전에 계획하지 않은 경우가 많다. 더욱이 이러한 폭력 범죄의 가해자는 모두 치료받지 않았고 상태가 불안정할 때 사건을 일으켰다. 앞에서 이야기한 지하철 사고로 뉴욕 주는 외래 치료 의무화 법안(지하철 선로에 떠밀려 죽은 소녀의 이름을 딴 켄드라 법(Kendra's Law))을 통과시켜, 정신분열병 환자가 퇴원한 후 임의로 약을 끊을 수 없도록 하였다.

Q 77 폭력 행동을 어떻게 예측할 수 있는지 연구가 되어 있나요?

술을 먹거나 마약류를 남용하고 의사의 치료 계획을 따르지 않으면 폭력적인 행동을 할 소지가 높아진다. 폭력적인 행동을 예측하는 가장 중요한 요인은 정신분열병이든 아니든 폭력적인 행동을 한 내력이다. 다른 사람들이 해칠 것 같고 마음이 어떤 통제할 수 없는 힘에 좌우된다고 느낄 때, 마치 머릿속으로 생각이 들어오는 것처럼 느껴질 때, 정신적 질환이 있는 사람이 폭력적인 행동을 하게 될 위험은 높아진다. '지시 환청'이라고 불리는 환각의 종류는 특히 폭력적인 행동을 유발할 가능성이 많은데, 이것은 자신의 내부의 목소리가 외부에서 무엇을 하라고 말하는 것처럼 들리는 것이며, 많은 경우 자신이나 타인을 해치라는 내용이다. 이런 종류의 환각이 있고 그대로 행동하려는 경향이 있으면 폭력적인 행동을 할 가능성이 매우 높다. 물론, 폭력적인 행동이 일어날 가능성이 가장 높은 위험 요인은 과거에 폭력적인 행동을 했던 적이 있는 내력이다.

그러나, 경찰은 비정상적인 행동을 하는 사람이 폭력적이기 쉽다고 생각하기 때문에 예방 차원에서 정신분열병 환자를 자주 잡아들인다. 워싱턴시와 같은 곳은 특히 더 그러한데, 물론 주의는 필요하지만 때로는 지나치게 반응하기도 한다. 예를 들어, 각 나라의 편집형이나 다른 유형의 정신분열병 환자들이 미국의 수도로 와서 FBI, 미국 국세청, 심지어는 대통령에 대한 망상을 주장하는 것은 흔히 볼 수 있다. 한 때 유일한 연방 정신 병원이었던 성 엘리자베스 병원에는 20세기 후반에 수 년 동안 특별히 '백악관 사례'를 위한 법정 관리 구역이 따로 나누어져 있었다. 누구든 대통령을 위협한 사람은 이 곳에 감금되었고 비밀검찰국의 허락을 받을 때까지 풀려나지 못하였다. 이 병동에 있는 환자를 평가한 적이 있는데, 그가 저지른 범죄라고는 자신이 당시 대통령인 제럴드 포드와 공통점이 많다고 느껴 백악관 대문 앞에 가서 '이 풍선껌을 포드 대통령과 나눠먹게 해 주세요!"라고 요구한 것 밖에 없었다. 법 집행관, 비밀 검찰국, FBI는 폭력 행동을 예측하는 방법과 정신분열병 환자를 어떻게 대해야 하는지 잘 배울 필요가 있다.

Q78 정신분열병이 있는 사람들이 범죄를 더 잘 저지르나요?

범죄는 폭력적인 행동만이 아니다. 강도, 재산 피해, 위법과 같은 다양한 범죄로 감옥에 가게 될 수 있다. 흔히 정신병질자(사이코패시)라고 알려져 있는 반사회성 행동은 범죄를 저지를 가능성이 높다. 정신분열병이 있는 사람과 없는 사람을 대상으로 한 대단위 연구에서, 사이코패시와 정신분열병은 관련이 없는 것으로 나타났다. 그리고 정신증 진단을 받았든 안받았든 사이코패시는 범죄와 연관성이 있었다. 또한 가족 연구 결과, 정신분열병 환자의 가족 중에 사이코패시가 더 많지는 않았다. 이와 같은 결과들은 범죄 행동과 정신분열병은 유전적인 관련성이 없다는 것을 시사한다.

Q79 가족이나 친구가 폭력적으로 행동한다면 나는 어떻게 해야 하나요?

현재 미국의 정신 건강 관리 시스템은 정신분열병 환자와 가까운 많은 사람들에게 실망을 안겨주고 있다. 대개 환자가 다른 사람에게 위험한 행동을 하거나 갑자기 자살을 시도할 때까지는 적절한 지원을 하지 않고 있기 때문이다. 물론 이 같은 경우는 즉시 경찰에게 비상 연락을 하고 환자를 진압하여 정신 병원으로 데리고 가야 한다. 안타깝게도 이러한 환자들은 너무 자주 우발적인 폭력을 저지르는 희생자가 되곤 하며, 겁이 난 경찰은 공권력으로 과도하게 억압하고 어떤 경우는 상해를 입히거나 심지어 죽음에 이르게 한다. 경찰과 모든 형태의 공공 비상 대원들은 응급 처치를 하는 법과 어떻게 안전하게 정신 병원 응급실로 이송할 수 있는지 훈련 받아야 한다. 환자들은 너무 자주 감옥으로 보내지고 필요한 치료조차 받지 못한 채 많은 날들을 거기서 지내게 된다. 이런 경우 가족과 친구들은 환자가 적절한 치료를 받고 법적 대리인을 선임할 수 있도록 도움을 줄 수 있다.

제 8 부

자살과 정신분열병

"사람들은 그녀가 마지막으로 부르는 노래를 들었다,
샬롯의 아가씨…
그녀의 피가 천천히 얼어붙을 때까지
그리고 눈이 완전히 어두워질 때까지….
이게 누구인가? 그리고 이게 무엇인가?
근처에 불빛이 환한 궁에서는
노래 소리가 사라졌다…
허나 랜슬롯은 잠시 생각에 잠기더니 이렇게 말했다,
"아름다운 얼굴이네;
자비로우신 하나님, 은총을 내리소서,
샬롯의 아가씨에게."

알프레드 테니슨 경의 '샬롯의 아가씨' 4부 중에서

Q 80 어떻게 정신분열병이 있는 사람의 자살 사고를 눈치챌 수 있나요?

흔히 자살은 우울증에서만 나타나는 특징이라고 생각하지만, 그렇지 않다. 정신분열병이 있는 사람의 약 10분의 1 정도가 자살을 하며, 정신분열병이 있는 사람의 평균 수명은 일반 사람보다 더 짧다. 자살로 사망한 사례보다 자살을 '시도'한 경우는 몇 배 더 많다. 가장 자살에 취약한 시기는 나이가 젊은 경우, 처음 진단을 받은 경우, 처음 치료약을 투약 받은 경우, 병원에서 퇴원한지 얼마 안 된 때 등이다. 많은 경우 이들은 적절한 지지 관계를 갖고 있지 못하거나 정기적으로 치료를 받지 못하는 사람들이다. 또 정신분열병이나 지속적인 약물 치료의 필요성에 대해 충분히 교육받지 못한 사람들이다. 이 환자들은 자신의 질병을 부정하면서 증상만 사라지면 곧 이전의 상태로 돌아갈 수 있을 것이고 약물 치료는 중단하겠다고 마음 먹는다. 하지만 곧 예전의 삶에 다시 적응하거나 이전에 누렸던 독립적인 생활을 하기가 어렵다는 것을 알게 된다. 많은 친구들이 떠나가고 결국 다른 사람들과 소원해지고 고립되어 간다. 이 때는 충분한 지지와 지도가 필요하며 전문가에게 지속적으로 진료를 받아야 한다. 더욱이 미혼일 때, 가족의 사회경제적 배경이 높을 때, 지능이 높을 때, 삶에 대한 기대가 높을 때, 이런 모든 여건들은 상실감과 무력감, 고립감으로 이어지게 된다. 이런 환자들이 정해진 치료를 따르지 않고 마약류에 다시 손대기 시작한다면, 자살 위험이 매우 높아지게 된다. 대부분 자살하는 사람들이 그렇듯이, 자살에 이르게 하는 증상인 우울증은 당연히 정신분열병이 있는 사람들 중에서도 매우 흔하다. 누군가 쫓아오거나 따라온다는 피해망상의 공포에 질린 환자가 이를 벗어날 길이 자살밖에 없다고 생각하여 흔치 않은 일이지만 자살을 시도하기도 한다. 환자들은 때때로 지시 환청에 따라 자해하는 모습을 보이기도 한다. 흔히 알고 있는 것과는 달리, 정신분열증이 있는 대부분의 사람들은 어떤 시점에서 우울증을 겪게 된다.

케이 제미슨(Kay Jamison)은 *'Night falls fast'*라는 책에서 정신증과 우울 증상을 보이다가 결국 자살에 이르게 된 친한 친구에 대해 묘사하였다. 그녀가 그 친구와 함께 있어줬다면 자살을 막을 수 있었을까? 이것은 그녀가 결코 대답할 수 없는 질문 중의 하나였다. 그녀는 이 책에서 자살을 감지할 수 있는 모든 신호들을 명확하게 기술하였다. 그리고 그녀 자신이 극복하였듯이 어떻게 자살의 아픔을 견뎌낼 수 있는지에 대해 설명하였다. 이 책의 서문에서도 이 '고통' 때문에 결국 자살을 할 수 밖에 없었던 한 젊은 환자와 그의 가족들의 아픔에 대해 이야기했었다. 이런 이유로 이 책의 부제를 '고통받는 마음'으로 하였다.

Q81 자살 시도를 막기 위해서 무엇을 할 수 있을까요?

가장 중요한 예방 대책은 처음 진단 받았을 때 집중적인 진료를 계속 받게 하는 것이다. 환자가 퇴원하기 전에 지원 체계가 마련되어야 한다. 정신과 치료뿐 아니라 직업 재활, 가족의 지원, 사회적 지원, 재정 지원이 갖춰줘야 하며, 건강 관리 전문가가 포괄적인 치료 계획을 가지고 지속적으로 돌봐야 한다. 작용하는 메커니즘은 확실하지 않지만 현재 특정한 치료제는 자살 생각을 줄이는데 효과가 있다고 알려져 있다. 광범위한 실험 연구에서 다른 약보다 자살 행동을 줄이는데 큰 효과를 보인 약은 클로자핀이다. 이것은 클로자핀의 뇌 세로토닌 수용체 자극 효과가 뛰어나기 때문이라고 생각되지만, 아직은 단지 가설일 뿐이다. 세로토닌 대사 활동이 줄어들면 뇌의 세로토닌 수준이 낮아져 자살 위험이 높아진다고 알려져 왔다. 세로토닌은 감정을 담당하는 뇌 부위에 많이 있는 신경전달물질이다. 따라서 기분이 가라앉는 것은 세로토닌 수준이 낮은 것을 의미할 수 있다. 선택적 세로토닌 재흡수 억제제(SSRIs)라고 불리는 새로 개발된 항우울제가 뇌 조직의 세로토닌 수준을 높여 우울증을 약화시키는데 도움을 준다는 사실이 이를 뒷받침한다.

제 9 부

여성과 관련된 문제

"남성이 여성을 가정에서뿐만 아니라 국가 회의에서 동료로 여기는 날이 올 것이다. 그 때가 되어서야 온전한 우애, 성별간의 이상적인 연합이 이루어지고 인류 역사의 정점이 될 것이다."

수잔 안토니(Susan B. Anthony)

"기억하라, 당신의 동의 없이는 아무도 당신에게 열등감을 느끼게 할 수 없다."

엘리너 루즈벨트(Eleanor Roosebelt)

"무엇이 여성다운 것인지 말해준다면 우리가 무엇이 남성다운 것인지 말할 수 있을 겁니다."

토니 모리슨(Toni Morrison)의 1993년 노벨상 수상 연설 중에서

Q82 여성이 정신분열병에 걸리면 증상이 다른가요?

오랫동안 미국을 비롯한 여러 국가에서, 단지 남편의 횡포와 가족 문제 때문에 여성은 오랜 기간 동안 정신 병원에 입원하고 수용되었다. 아내를 버리고 싶은 남편은 입원 동의서에 사인하고 부인의 정신병적 증상을 주장하면 그럴 수 있었다. 겔러와 해리스(Geller & Harris, 1994)는 이르게는 1840년부터 1945년까지 이러한 여성들에 대한 역사를 기록했다. 치료 방식이 좀 더 인간적으로 변하였고 매우 위험한 상태가 아닐 때는 비자발적인 입원을 금하는 법이 마련되면서 이러한 부당한 경우는 없어졌다. 하지만 이들은 여전히 정신과의 역사 속에 기록으로 남아 있다. 사실 대체로 여성이 남성보다 정신분열병의 예후가 훨씬 더 좋기 때문에 많은 여성들을 장기간 입원시킬만한 이유는 없다. 여성은 보통 남성보다 늦은 나이에 발병하며, 증상의 종류가 다르고 흔히 증상이 더 빨리 사라지는 단기 정신증을 보인다. 또한 치료 받지 않을 때 여성이 남성보다 덜 공격적이며 다른 사람에게 위험한 행동을 덜 하게 된다. 발병하는 시점에 이미 남성이 여성보다 사회적으로 더 미숙하기 때문에, 남성은 발병 이후 사회적으로 적응하기가 더 어렵다. 따라서 정신분열병의 생물학에서 발병 연령은 중요한 변수이다. 늦은 나이(40세 이후)에 정신분열병이 발병하는 경우는 거의 여성에게서만 나타난다. 여성은 더 자주 정신분열정동장애로 진단되고 남성보다 편집형 정신분열병은 더 적은데, 부분적으로는 문화적인 영향 때문에 이런 차이가 나타날 수 있을 것이다. 여성이 약물에 반응하는 양상이 남성과 다르기 때문에 약물치료도 차이가 있어야 한다. 증상을 줄이는데 더 적은 용량을 써야 하며 어떤 심각한 부작용은 남성보다 여성에게서 더 자주 나타난다. 하지만 약물 수준이나 치료 반응에 영향을 줄 수 있는 여러 환경적, 부가적인 요소들(예, 흡연)을 통제하고 남녀의 차이를 집중적으로 비교한 연구는 거의 없다. 임상 연구 실험에서 여성은 외면되고 심지어 배제되는 경향이 있다.

성별의 차이를 설명하는 일반적인 견해는 **에스트로겐**(estrogen) 수준이 정신분열병의 발병을 예방하는 효과가 있다는 것이다. 에스트로겐이 도파민 D2 수용체를 조절한다는 연구 결과가 있으며, 어떤 연구에서는 약하게나마 신경 이완제와 비슷한 효과를 가진다고 한다. 그러나 이것만이 성별의 차이를 설명할 수 없다. 사실 유전적 특징은 실제 발병 연령에 분명한 역할을 한다. 평균적으로 여성이 남성보다 정신분열병의 발병 연령이 몇 년 정도 더 늦지만, 가족 내 정신분열병이 있는 사람이 한 명 이상 있을 때는 성별과는 상관 없이 발병 연령이 더 빨라지는 경향이 있다. 이는 유전이 발병 연령에도 영향을 준다는 점을 시사한다. 만약 정신분열병에서 남녀 차이가 유전적인 것이라면, 유전자는 질병의 표현 양상을 변화시키거나 아니면 성염색체에 작용하여 질병 표현 자체의 원인으로 기능할 수 있다. 아직 이 이론은 증명되지는 않았지만, 최근 공개적으로 논의되고 있다(DeLisi & Crow, 1989).

에스트로겐(estrogen) :
여성 기관(난소)에서 만들어지는 여성 호르몬. 생리 주기에 따라 만들어지는 양이 다르며 폐경 이후 줄어 듦.

Q83 임신한 환자라도 정신분열병 치료를 위해 약을 먹어야만 하나요?

항정신병약을 복용하는 여성은 프로락틴 수준이 높아져 이 약물을 복용하지 않는 여성보다 불임의 가능성이 높아진다. 태아기나 수유기에 아이가 항정신병 약물에 노출되면 오랫동안 후유증이 나타날 수 있다. 전통적인 신경이완제를 복용하면 선천적 기형 가능성이 높아지고 특히 임신 초기에(4주에서 10주 사이) 먹었을 때 위험율이 더 높다. 그러나 임신기 여성 환자들을 위한 약물 복용방법이 아직 연구되지 않았고, 다양한 신경이완제들이 성장하는 태아에게 미치는 영향을 비교 실험한 연구도 없다. 이러한 연구가 부족하다는 것은 인정하기 힘든 현실이지만, 오늘날까지도 무시되고 있다. 보통 많은 연구자들은 실험으로 호르몬 변화를 조절할 수 없기 때문에 결과를 해석하기가 어렵다고 변명한다. 호르몬이 일부 신경이완제의 활동에 영향을 주기 때문에 임신기에 약물의 용량을 낮출 수 있다고 하지만, 이것은 신중하게 검증될 필요가 있다. 여성의 호르몬 상태가 갑자기 변하는 주산기에 약물을 조절하는 것은 매우 중요하지만, 이러한 상태에 대해 설명하고 있는 자료는 거의 없다. 정신분열병이 있으면 조산과 저체중아를 비롯하여 출산 합병증의 위험이 커진다. 산모가 신경이완제를 복용하고 정신과적으로 안정되는 것과 출산 합병증 간에 어떤 상호작용이 있는지는 알려져 있지 않다. 보통 정신분열병이 있는 여성은 태아기에 약물 치료를 적절히 받지 못하고, 결과적으로 합병증이 더 많이 생기게 된다. 분명한 것은 임신한 정신분열병 환자에 대한 연구가 충분하지 않다는 것이다. 종합해 볼 때, 정신증을 억제하는 약물을 줄이거나 끊는 것과 약물이 태아나 산모에게 미치는 위험성의 경중을 신중하게 따져 보아야 한다.

더욱이 정신분열병이 있는 여성은 강제로 성관계를 하고 원하지 않는 임신을 하게 될 가능성이 더 높다. 이들은 양육을 하거나 아이의 욕구에 반응하는 능력이 부족하므로, 이러한 열악한 환경을 다루고 극복할만한 특별한 도움이 필요하다.

84 출산 후에 재발 가능성을 높이는 위험 요소는 무엇인가요?

여성 정신분열병 환자가 출산한 경우엔 특별한 관심을 가지고 집중적으로 도와줘야 한다. 산후에 생길 수 있는 재발을 예방하고 증상이 악화된 경우엔 초기에 발견하여 신속하게 치료를 강화해야 한다. 정신과적 병력이 있는 여성일 경우 출산 후에 정신 질환이 발병할 가능성이 더 높으며, 특히 우울증과 정신증을 겪었던 여성은 더욱 위험하다. 주산기 호르몬 변화 때문에 신경 이완제 용량을 바꾸게 될 수 있다. 안타깝게도, 미국에서 산모가 출산 후에 재발하였거나 출산 후 6개월 이내인 산후기에 정신증이 처음 발병한 사례는 상당히 많이 알려져 있다. 이러한 여성은 극단적인 경우에 아이를 몹시 위험하게 만들고 유명한 안드레아 예이츠(Andrea Yates)와 같이 망상 때문에 자녀를 죽이기도 한다. 예이츠 부인은 자녀가 악마에게 저주 받았다는 망상에 시달렸고 그녀가 생각한 아이들의 고통을 끝내기 위해 한 명씩 차례로 익사시켰다. 남편은 그녀가 정신증적 문제를 가지고 있다는 것을 잘 알지 못했고, 어떤 경고 신호도 눈치채지 못하였다. 건강 관리 전문가들이 출산한 고위험 여성들을 주의 깊게 관찰하고 치료하며 가까운 가족들을 잘 교육한다면 이러한 비극적인 사건은 예방될 수 있을 것이다.

85 모유 수유는 괜찮은가요?

출산 후 모유 수유를 하면 이미 전형적인 항정신병약 때문에 높아져 있는 프로락틴 수준을 더 증가시킨다. 또 모유에 신경이완제가 함께 분비될 가능성이 높기 때문에 치료받는 환자는 모유 수유에 주의를 기울여야 한다. 신경이완제가 성장하는 아기에게 어떤 영향을 주는지 알 수 없지만 뇌와 신경계에 장기적인 영향을 주는 것으로 추정된다. 신경이완제를 복용하면서 모유 수유를 하는 여성의 자녀에 대한 연구는 전무하며, 새로 개발된 비정형 약물이 구세대 약물보다 여성에게 더 안전한지를 실험한 연구도 없다. 현재 항우울제를 비롯한 이러한 약물이 뇌의 성장과 발달에 영향을 주는지 아닌지는 밝혀지지 않았다. 따라서 이러한 약물을 복용하는 여성들은 자녀에게 모유 수유를 하지 않는 것이 바람직하다. 가까운 미래에 제약 회사가 이 같은 중요한 문제를 책임지고 연구하기를 바란다.

Q86 '정신분열병을 유발하는 어머니(Schizophrenogenic mother)' 라는 개념은 존재하나요?

1960년대 핵가족 구성원 간의 잘못된 의사소통 때문에 정신분열병이 생긴다는 개념이 한때 유행이었다. 유아기부터 아이와 보다 밀접한 관계를 가진 어머니가 가장 영향력이 크고 또한 잘못된 의사소통을 했을 가능성 또한 가장 많기 때문에, 그런 어머니를 지칭하는 것으로 "정신분열병 유발" 어머니라는 용어가 고안되었다. 유명한 분석가인 프리다 프롬 라이히만(Freida-Fromm Reichman)은 환자를 유아기로 퇴행시킨 다음 현재 나이로 되돌리면서 어릴 때 받지 못했던 양육을 경험하게 하는 특이한 분석을 하였다. 안타깝게도 이 개념은 가족과 환자를 치료하려는 정신과 의사와의 관계에 매우 부정적인 영향을 주었다. 현재는 어머니의 의사소통 방식이 자녀에게 해로운 영향을 주어 정신분열병이 생기게 만든다는 과학적 근거가 없다.

Q87 에스트로겐이 증상 억제에 도움이 되나요?

성적으로 활동적인 시기의 정신분열병 여성은 피임기구를 사용하거나 경구용 피임약을 먹으려 하지 않는다. 따라서 부당한 방법이 아니라면, 장기간 지속되는 피임약을 쓰게 하는 것이 하나의 방법이 된다. 이 치료가 항정신병약의 효과를 증가시키는지에 대해서는 거의 연구되지 않았다. 이를 암시하는 연구가 있긴 하지만, 앞서 말한대로 여성에 초점을 맞추어 대규모로 조사한 연구는 없다. 또한 새로운 항정신병약 실험에서 연구 대상에 여성이 포함되었는데도 경구용 피임약을 복용하는지 조사하지 않았다. 몇몇 소규모 연구에서만 에스트로겐이 항정신병약의 효과를 높인다는 결과를 보고하고 있기 때문에, 제약 회사의 지원 하에 체계적인 실험이 필요하다.

제 10 부

노숙자와 정신분열병

"나무 아래에는 상이 차려져 있었다...3월 산토끼와 모자장수가 거기에 앉아 차를 마시고 있었다. 그리고 돌마우스는 그 둘 사이에 앉아 깊이 잠들어 있었다. 3월 산토끼와 모자장수는 그 쥐를 쿠션으로 사용해 팔꿈치를 기대고 그 머리 너머로 이야기를 나누었다. '저 돌마우스는 아주 불편하겠어, 하지만 잠들어 있으니 별로 상관하지 않겠지.' 앨리스는 이렇게 생각했다."

루이스 캐럴의 이상한 나라의 앨리스 중에서

Q 88 노숙자들의 정신분열병 유병율은 어떻게 되나요?

우리는 도시 보도의 따뜻한 틈새에서 낡은 옷을 여러 겹 걸치고 자고 있는 노숙자들을 스쳐 지나가곤 한다. 어쩌면 그렇게 잠에 빠져 추위와 고통에 둔감할 수 있는지 이해할 수 없을 것이다. 어떤 사람들은 이들이 그런 방식으로 사는 것을 더 좋아하고 집이 주어진다 해도 들어가서 살려고 하지 않을 것이라고 말한다. 하지만 노숙자들이 그런 결정을 할 수 있는 능력이 있을까? 최근 연구에서 도시 노숙자들 중 상당수가 정신분열병으로 진단될 수 있다고 하였다. 아마 그들은 질병 때문에 집을 구할 능력이 없을 지 모른다.

역사적으로, 주에서 운영하는 공중 정신보건 기관이 많아지기 전에, 도시의 길거리에 늘어서 있던 노숙자들 중 상당수가 정신질환자였다는 것은 잘 알려져 있다. 사실 이것이 어느 정도는 정신의학 기관들이 많이 생겨난 이유이기도 하다(1998년 토레이(Torrey)가 자세히 설명함). 1960년대 지역 정신 건강 센터라는 개념이 만들어지고 국립 정신 병원에서 신경이완제를 광범위하게 사용하면서, 수용되어 있던 정신분열병 환자들을 사회로 되돌려 보내는 움직임이 시작되었다. 다른 국가에서 진행된 프로젝트와 비슷하게 이 프로그램에서는 미 연방 정부의 지원을 받아 지역 사회에 정신 건강 센터를 설립하였다. 그러나 이 지역 센터는 대부분 실패하였다. 우선 환자가 이용할 수 있는 지역 보호 주택이 충분치 못하였고, 센터와 그에 따른 거주 시설을 유지하기에는 기금이 부족하였다. 그리하여 소위 전세계적 사회복귀운동은 또 다시 노숙자를 상당히 많이 양산해내었다.

다른 문제는 입원 치료를 받은 사람을 지역 정신 건강 센터로 위탁하는 협력 시스템이 미약하다는 것이다. 그래서 보통 센터에서는 이전에 입원한 적이 없는 질환의 정도가 가벼운 환자를 치료하게 되고 정신 병원에서 퇴원한 사람들이 정신건강 시스템에 들어오는데 어려움을 겪는다. 환자는 퇴원한 후에 약물 치료를 지속하지 못하고, 스스로를 돌보거나 일상을 꾸리고 대처할 수 있는 능력을 잃어버린 채 거리로 나오게 된다.

미국 정부에서 지정한 빈곤선 혹은 그 이하인 사람들은 정신과적 상태와 상관 없이 가장 길거리로 내몰리기 쉬운 집단이다. 매년 미국 전체 인구의 6.3%에서 9.6%와 어린이 중 6.2%에서 9.3%가 빈곤 계층으로 추정된다. 한 연구에 의하면, 노숙 여성 중에서 정신 질환의 유병율은 71%이며, 구체적으로 물질 남용이 가장 많았고(43%), 그 다음으로는 불안 장애(35%), 정신분열병(12%) 순이었다. 다른 많은 연구에서도 국제적으로 정신분열병의 유병율은 2%에서 45% 사이라고 추정하였으며 전세계적으로 평균 11% 정도라고 한다. 여성이 남성보다 더 많으며, 젊고 집을 나온 지 오래 되었을수록 유병율이 높았다. 자살율은 정신과 진단에 관계 없이 노숙자에서 대체로 더 높았다. 미국 인구조사국과 주택도시개발국이 공동 연구하여 최근 '노숙자: 프로그램과 찾는 사람들'이라는 보고서를 출판하였다. 이 연구에서 1996년 통계를 바탕으로 놀랄만한 결과를 보고하였다. 38%의 사람들이 지난 한 달 동안 알코올 남용 문제가 있었다고 응답하였다. 26%가 마약류를 사용했다고 보고하였고, 39%가 정신 건강 문제의 증상을 보인다고 하였다. 66%가 이러한 문제를 하나 이상 가지고 있는 것으로 나타났다. 이 보고서와 다른 자료는 미국 주택도시개발국의 정책개발연구국에서 볼 수 있으며, 홈페이지는 다음과 같다: http://www.endhomelessness.org/back/hudreport.htm

Q89 왜 노숙자가 되나요?

일반적으로 빈곤과 실업 때문에 노숙자가 되지만, 한 개인이 극단까지 가서 모든 것을 포기하고 길거리에서 살기로 선택하게 되는 과정은 복잡하다. 전세계적으로 최소 130만 명이 노숙자이며, 이는 최소한의 기본적인 거처도 가지고 있지 않는 사람을 뜻한다. 경제적인 풍요 속에서도 최소 230만의 성인과 아이들, 미국 인구의 1%가 한 해 동안 적어도 한 번은 길거리에서 지내는 것 같다. 여성이 노숙자가 되는 주된 이유가 폭력을 피해 도망 나온 것이라는 점에서 남성 노숙자와는 상당한 차이가 있다. 정신 건강 시스템이 퇴원한 환자를 적절하게 돌보지 못했기 때문에 정신분열병이 있는 노숙자가 양산되었다는 비난이 있어 왔다. 그러나 정신분열병의 특성 자체와 음성 증상이 노숙자가 되게 했을 가능성은 여전하다. 경제적인 이유 때문이 아니라 인지적 계획 능력이 부족해서 인간 생존에 매우 기본이 되는 거처를 마련하지 못하였을 것이다.

Q90 노숙자를 보호소나 병원에 강제 수용할 수 있나요?

흥미롭게도 한 세기 전에 뉴욕 거리에는 더 많은 노숙자들이 있었다. 이 숫자가 어떻게 급격하게 줄어 들었을까? 이것은 정신과 치료 시설에서 정신분열병이나 약물을 남용한 환자를 더 잘 치료해서라기 보다는 뉴욕 시장인 루디 길리아니(Rudi Giuliani)의 권한 때문이었다. 그의 목표는 모든 노숙자를 거리와 공원, 건물 대피소에서 떠나게 하는 것이었다. 하지만 주로 야밤에 경찰력을 동원하여 노숙자를 거리와 공원에서 몰아내었고 거처로 돌아가지 않을 때는 대부분 감옥으로 보냈다. 노숙자가 자신이나 타인에게 매우 위험하지 않다면 억지로 정신과 치료를 받거나 치료제를 복용할 필요는 없다. 그러나 이들은 '어슬렁거렸다'는 이유나 다른 범죄 때문에 잡혀 감옥에 구치되었다. 막상 정신과적 질환이 있는 사람은 감옥에 감금되어 안타깝게도 적절한 약물 치료를 받지 못하곤 하였다.

노숙자는 여전히 미국에서 가장 복잡하고 중요한 사회 문제 중 하나이다. 만성적인 빈곤에 신체나 다른 장애들이 수반되고, 여기에 사회, 작업장, 지역 주택 시장이 급변하면서 많은 사람들이 노숙자로 몰리게 되었다. 1987년 맥킨니 노숙자 지원법(Stewart B. McKinney Homeless Assistance Act)이 입법되면서 의회는 '주류'인 주택 복지 사업에 집중되어 있던 연방기금을 노숙자에 초점을 맞추어 추가할 필요가 있다고 인식하게 되었다. 응급 보호소, 임시 주택 프로그램, 영구 주택 프로그램이 마련되었다. 또한 응급 숙소를 이용할 수 있는 쿠폰을 나누어 주고 교환권으로 응급 숙소를 이용할 수 있게 하였다. 식료품 저장실, 무료 급식소, 이동 급식 프로그램, 신체 건강 관리 프로그램, HIV/에이즈 프로그램, 구제봉사 프로그램이 생겼고 일시 보호센터가 운영되었다. 그리고 잠시 동안 다른 주에서 농장 일을 구하러 온 노숙자(그래서 '이주 노동자'라고 부름)를 위해서 비상 숙소인 이주자 캠프를 설치하였다.

따라서 지난 100년 동안 노숙자를 위한 복지사업이 어마어마하게 발전한 셈이다. 미국에서 노숙자 지원망 내에서 사용할 수 있는 보호소와 주택은 1988년과 1996년 사이에 220% 늘어났고, 침대 수는 275,000개에서 1996년에는 거의 608,000개로 많아졌다. 이 같은 성장은 상당수가 새로운 기금 덕분이며 노숙자를 위한 임시 및 영구 주택 프로그램을 개발하는데 우선을 두었기 때문이다. 1988년과 1996년 사이에 긴급 보호소가 21%의 성장에 그친 것에 비해, 주택 프로그램은 0에 가까운 숫자에서 274,000개로 늘어났다. 도심지에서 무료 급식소와 급식 서비스는 1987년과 1996년 사이에 거의 4배로 증가하였고, 평균 하루에 97,000끼에서 1996년에는 382,100끼를 제공하였다. 전국적으로 이 프로그램은 거의 570,000끼를 제공하였고, 이 중 3분의 1정도는 도시 외곽에서 나눠주었다. 건강 서비스, 구제봉사 프로그램과 일시 보호센터 등 다른 종류의 서비스도 늘어나고 있다.

제 11 부

정신분열병과 함께 살아가기

"사람들이 개인적인 고통을 겪으면서 어떤 의미를 깨달을 수 있든지 간에, 나는 고통 없이 사는 것이 더 의미 있고, 더욱 인간적이라고 생각한다"

디팩 초프라(Deepak Chopra)의 책
Unconditional Life: Discovering the Power to Fulfill Your Dreams(1991) 중에서

Q91 정신분열병에 붙어다니는 낙인은 어디서 유래되었나요?

낙인(stigma)이라는 말은 고대 그리스인들이 사람의 몸에서 부정하고 부도덕하다고 느껴지는 특이한 점을 가리키는 말에서 연유되었다. 이 용어는 수치스럽거나 창피한 것과 동의어로 광범위하게 사용되고 있다. 일반적으로 낙인 찍혔다(stigmatized)는 것은 사람들을 떠나가게 만드는 특성을 가지고 있다는 것이다. 낙인 찍힌 사람은 열등하다고 여겨진다. '사회'에서 받아들여지는 범주에서 벗어나게 행동하는 사람은 누구라도 낙인 찍히게 된다. 마치 소수 인종에 대한 편견이 만들어지는 것과 같다. 수세기 동안 정신증 환자가 있는 가족은 그들을 다락방, 옷장, 지하실에 숨겼다. 이것은 도시보다 시골에서 더 쉬웠다. 가족 중 한 명이 정신 질환이 있다면 가족들은 낙인이 찍힐까 봐 무서움에 떨어야 했다. 최근까지 우울증이 있는 사람의 경우도 마찬가지였다. 그러나 지난 100년간 지역 사회에서 존경받는 사람이(케이 제미슨, 마이크 월러스, 마곳 키더, 브라이언 윌슨 등) 자신의 질환을 공개하고 이 주제에 대한 책을 출판하면서, 우울증과 양극성 장애가 치료될 수 있다는 인식이 서서히 자리를 잡았다. 이러한 질환이 있는 사람은 여전히 오명을 벗지 못하였을 지 모르지만 과거보다는 덜하다. 이러한 낙인을 없애는데 대중 교육과 사회적 인식이 도움이 된다. 정신분열병에 대한 편견은 여전한데, 아마 이 질환이 있는 사람들이 좋은 지지자를 얻지 못해서인 것 같다. 이들은 언어 장애와 사고 장애가 두드러지고 음성 증상이 남아 있기 때문에 자기 의견을 말하거나 주도적으로 되기는 어렵다. 그래서 지지 그룹을 만드는 것은 가족들의 몫이었다. 지역의 저명

> ***낙인(stigma)*** **:**
> 문자적으로 '표시'라는 뜻임. 정당한 이유든 아니든 간에 타인의 눈에 다른 사람들과는 구별되게 보이는 것.

한 가문의 가족이 속한 지지 그룹들은 정기적인 모임을 갖고 교육을 할 수 있는 사회적 네트워크를 형성할 수 있도록 도움을 주었다. 그리고 정신적인 장애를 가진 사람들의 권리를 위한 로비 활동을 지원해왔다. 새로운 약들을 복용하고 정신분열병이 있는 사람이 생산적인 삶으로 돌아가며, 이들은 두려워할 사람들이 아니라는 지식을 갖게 되면, 낙인은 줄어들 수 있을 것이다.

Q92 정신분열병이 있는 사람이 직업에서 창의적일 수 있나요?

정신분열병이 있는데 창의적이었던 유명한 사람들의 예는 많다. 게임 이론으로 노벨상을 수상했던 존 내쉬나 화가인 반 고흐, 그리고 여러 음악가들이 있다. 대개 정신분열병보다 조울병 환자들이 창의성을 더 많이 가지고 있는 것 같다. 조증인 사람은 과대망상적 생각과 과도한 에너지로 흥분되어 있는 반면, 정신분열병에서는 사고가 와해될 뿐만 아니라 철회되며 내적 충동을 잃어버리기 때문이다. 정신분열병이 있는 사람은 스스로 창의적인 과제에 힘을 쏟지 않는다. 항상 그렇지는 않지만, 보통 정신분열병이 완전히 생기기 전에 창의적이었던 예외적인 인물도(존 내쉬와 같은 사람) 질병의 만성화가 시작되면 다시는 창의적인 상태로 돌아가지 못한다. 존 내쉬는 정신증이 발병하기 전인 젊었을 때 이루었던 업적으로 유명해졌다. 정신분열병이 발병한 후에는 그 전처럼 결코 그렇게 생산적이지 못하였다.

Q 93 아이의 부모가 정신분열병이 있을 때 아이를 입양해도 될까요?

일반 인구에 비해 부모가 정신분열병이 있을 때 자녀가 발병하는 위험율은 10배 혹은 그보다 조금 못 미친다. 따라서 이런 아이를 입양할 때 주의를 기울여야 한다. 아이는 처음 몇 해 동안 정상적으로 보일 수 있다. 하지만 불행한 경우, 양육한 부모가 헌신적으로 몇 년을 돌본 다음 발병할 수 있나. 결정은 개인적인 것이지만, 최소한 질병이 완전히 발병하는 것을 조기에 막을 수 있는 약물을 사용할 수 있는 나이가 될 때까지 심각하게 고려하여야 한다(유전 위험에 대해서는 4부를 참고). 현재 입양 기관은 적어도 부모가 될 사람에게 이 병력을 알려야 하며, 그렇지 않다면 입양하는 부모가 이 정보를 요구해야 한다. 유전학을 아는 정신 의학 연구자에게 자문을 구하거나 이러한 문제에 대해 훈련 받은 유전학 상담가로부터 관련된 정보를 얻는 것도 도움이 될 것이다.

Q 94 정신분열병을 가진 사람은 운전해도 괜찮나요?

반응 검사와 모의 운전 실험에서 정신분열병이 있는 사람들이 운전 상황에서 예상치 못한 변화가 생길 때 재빨리 반응하지 못하는 경향을 보였다. 정신분열병이 있는 사람의 사고율에 대해 알려진 통계는 없지만, 일반 인구보다 상당히 높을 것으로 예상된다. 어떤 통계 자료에서는 정신분열병 외래 환자의 절반이 자동차를 운전한다고 한다. 항정신병약은 운전하는 능력에 영향을 줄 수 있다. 그러나 비정형 항정신병약은 이같은 영향이 없다는 지적들이 있다. 안정제를 복용해도 졸립다던가 하는 문제로 운전을 방해받지 않고 충분히 안정되어 증상이 두드러지는 상태가 아니라면, 정신분열병 환자도 복잡하지 않은 운전이나, 단거리 운전, 일반적으로 스트레스가 심하지 않은 길에서의 운전은 가능할 수 있을 것이다. 하지만 환자가 약물로 안정화되지 않은 급성 증상이 있을 때는 어떤 경우라도 운전해서는 안 된다. 환자가 자동차를 운전해야 하는지는 개인마다 다른 기준으로 판단해야 한다. 앞으로는 국가 운전 시험이 바뀌어 모든 사람들이 자극-반응 검사를 받게 될 것이다. 물질 남용, 노화, 신경학적 질병과 같은 다른 의학적인 문제가 있으면 분명 운전 능력이 떨어질 수 있다. 정신분열병도 예외가 될 수 없다.

제 12 부

윤리적 문제

"사람들은 그가 조지 워싱톤과 비슷하고, 그가 저지른 유일한 죄는 확고하고 타협할 수 없는 애국심이며, 그는 반역죄가 없고, 파시스트나 반유대주의자가 아니며, 공평한 재판을 받을 권리를 박탈당하여 정치범으로 수감되었다고 말해왔다. 그러나 가장 큰 신화는 그가 정신 이상자라는 것이었다."

풀러 토레이(E. Fuller Torrey)가 책 서문에서
에즈라 파운드(Ezra Pound)의 정신과 입원에 대해
쓴 글 중에서(1984)

Q 95 '본인의 동의 없이' 입원하는 것에 관하여?

오래 전, 아내에게 불만이 많은 남편은 부인을 여러 해 동안 정신 병원에 둘 수 있었다. 그러나 이제는 이를 예방하는 법이 있다. 주와 국가마다 규정이 다르지만, 일반적으로 어떤 사람의 질환이 매우 심해서 무슨 일이 일어나는지 판단하고 결정할 능력이 없을 때, 그리고 당사자에게나 다른 사람에게 위험하다고 여겨지면, 두 명의 의사의 진단 하에, 강제적으로 짧은 기간 동안 정신과 입원 치료를 받을 수 있다. 만약 환자가 계속 퇴원을 요구하나 의사는 퇴원해선 안 된다고 느낄 때, 법정에서 심리를 하여 퇴원 여부를 결정할 수 있나. 때로는 환자가 병식이 없어 장기간 약물 치료가 필요하다는 사실을 깨닫지 못할 때 계속 치료 받을 수 있도록 외래 진료를 의무적으로 받게 하기도 한다. 이런 경우, 이들이 합법적으로 입원하지 않고 지역사회에서 살아갈 수 있는 유일한 길은 법원 명령대로 약물 치료를 따르는 것이다. 때로 환자가 여전히 위험한데도 자신의 행동을 숨기는 경우, 법은 그들의 편을 들 수 있다. 이성적이고 본심을 인정하지 않는 환자를 그들의 의사에 반하여 강제로 병원에 입원시킬 수 있는 방법은 없다. 이것이 롱 아일랜드의 환자와 같은 경우이다. 그는 의사와 간호 직원에게 아내를 죽이려는 병리적인 의도를 숨기고 필그림 주립 병원을 떠난 후에 곧장 부인을 살해하였다.

이와 관련해서 환자가 다른 사람을 해칠 가능성이 있다고 판단될 때 의사가 환자와의 관계에서 나눈 정보를 말해야 하는 책임이 있는지에 대한 문제가 있다. 1970년 중반 캘리포니아에서 타라소프(Tarasoff) 사례로 알려진 법적 논쟁이 있었다. 환자는 의사에게 자신의 아내를 해칠 것 같다고 말하였다. 의사는 경찰에게 알렸지만 훈련되지 않은 경찰은 아무 것도 하지 않았다. 의사는 범행 대상에게 경고하지 않았고 결국 피해자는 환자에 의해 살해되었다. 이로 인해 의사가 범행 대상에게 가능한 위험에 대해 경고해야 한다는 법원의 판결이 만들어졌다. 또 다른 사례로, 노스 캐롤리나의 정신과 의사는 이전에 진료한 환자의 범죄에 대한 책임을 지게 되었다. 환자는 정신과 치료를 그만둔 후 8개월 후에 살인을 저질렀다. 배심원은 정신과 의사가 마지막으로 환자를 진료했을 때 환자가 그가 권고한 대로 계속 진료를 받는지 그리고 지속적으로 약물치료는 하는지를 확실히 확인하지 않은 것에 대해 과실이 있다고 하였다.

Q96 정신질환자에 대한 법적 보호(legal insanity defense)는 무엇인가요?

정신질환자 보호(Insanity defense)는 법적 용어로, 정신 질환이 있는 사람이 범죄를 저질렀을 때 법적 책임에서 면제해주는 것이다. 많은 사법권은 심지어 피고인이 반대하는 경우에도 가해자를 대신하여 정신질환자 보호법을 적용하도록 해준다. 현재까지 정신질환 보호법이 가장 자주 적용된 정신질환은 정신분열병이다. 정신과 의사가 사례에 대해서 전문적인 견해를 자문해줄 때 각 관할권마다 다르게 정의되어 있는 법적 정의에 따라 그의 견해를 조정할 필요가 있다. 정신과 의사는 이 용어에 익숙하지 않을 것이다. 어떤 사람은 정신증 증상이 매우 심하지만 행동의 옳고 그름을 분별할 수 있을 것이다. 어떤 사람은 그가 무엇을 하는지 모른 채 범죄를 저질렀을 것이다(예를 들어, 어떤 남자는 '목소리'가 그에게 지시했고 조부모가 자신을 죽일 것을 '알았기' 때문에 조부모를 살해하였고, 어떤 여성은 자녀들을 강속으로 운전하여 익사시켰다). 그들이 무언가 잘못된 것을 하고 있다는 것을 알았을까? 그 남자는 대통령에게 자신의 생각을 알릴 수 있는 유일한 방법이라고 생각했기 때문에 차를 타고 백악관 대문으로 돌진하는 범죄를 저질렀을까?

범죄를 저지르고 감옥 대신 정신 병원으로 보내진 사람들을 석방하는 문제와 관련하여 정신질환자 보호 개정법이 1980년 뉴욕에서 통과되었다. 이 법에서는 정신 장애를 이유로 범죄 행동에 대해 무죄 판결을 받은 사람들을 지역 사회로 돌려보낼 때 필요한 절차를 명시하였다. 가장 중요한 조건은 외래 치료를 받는 것이다. 그러나 일부 추적 연구에서는 이 환자들의 1/4-1/3이 대부분 폭력 범죄로 재수감되며, 나머지는 재입원하여 석방이 취소된 것으로 나타났다. 이러한 사람들은 분명 특수한 환자들이며, 퇴원한 이후 장시간에 걸쳐 자주 진료를 받고 지역 사회에서 사회적 지도를 받아야 한다. 1970년대 쿠바나 1800년대 아일랜드, 영국의 여러 지방에서는 범죄를 저지른 정신 이상자들을 석방시켜 국외로 추방하였다. 이것이 환자의 문제를 해결하지 않는다는 것이 분명했지만, 그 나라는 좀 더 건강해졌다고 느꼈다.

흥미롭게도, 일부 조사에서 정신분열병과 같이 정신과 진단을 받은 사람들이 범죄를 저질렀을 때에는 대부분 정신질환자 보호법을 적용 받는 경향이 있다. 하지만 전과가 있는 사람, 성격 장애자, 약물과 알코올을 남용하는 사람들은 정신 이상 상태가 참작되지 않는다. 그러나 여전히 인종 차별이 존재하여 미국 내에선, 백인이 다른 소수 인종보다 더 정신질환자 보호법의 혜택을 받는 것으로 보인다. 이러한 편견을 함께 고려해야 한다.

97 정신질환자 보호법은 남용되진 않았나요?

어떤 범죄 행동은 약물로 치료될 수 없기 때문에 대다수의 주정부에서는 정신질환자 보호법을 없애고 싶어한다. 어떤 사람이 살해한 적이 있다면 다음 번에도 상대적으로 더 쉽게 똑같은 행동을 저지를 수 있다. 레이건 대통령을 저격하고 영화 배우를 스토킹한 존 힝클리와 같은 경우는 약물 치료를 받고 있으며 여전히 성 엘리자베스 병원에 입원해 있지만, 더 이상 망상을 호소하지 않고 있다. 그럼에도 그는 집을 방문하는 것 말고는 절대 병원에서 나올 수 없었고 평생 동안 병원 안에서 살아야 할 것이다. 이는 그의 사례가 대중에게 잘 알려져 있고, 그의 망상이 국가의 정치적 이해와 관련되어 있기 때문이다.

반면 역사적으로 정신과 진단과 입원 치료를 정치적으로 남용한 사례가 있었다. 1970년대 후반 세계 정신 의학회(World Psychiatric Association)는 러시아 정신과 의사들이 반정부 인사를 정신분열병인 것처럼 정치적으로 조작하여 입원시킨 사례를 조사하였다. 좀 더 최근에는 중국에서 비슷한 일이 있었다. 시인인 에즈라 파운드는 수년 동안 워싱턴시 성 엘리자베스 병원에 정신분열병으로 입원하였다. 사람들은 그가 정신증이 있어서가 아니라 극도로 반미적인 정치적인 견해 때문에 입원되었다고 말하였다.

이를 남용하는 사례도 있다. 범죄자 중 어떤 교활한 사람은, 정신질환자 보호법을 적용 받으면 정신증적 상태가 안정될 때까지 정신 병원에 갇혀있다가 이후에는 자유가 될 수 있다는 것을 잘 안다. 그래서 증상을 모방하는 행동을 하고, 그 후에 병이 나은 것처럼 행세한다. 정신분열병을 진단하는 유일한 방법이 환자가 호소하는 증상과 행동 관찰이라는 점은 딜레마이다. 때로는 진짜 질환과 꾀병의 차이를 입증할 수 없지만, 환자를 오랫동안 다양한 장면에서 봐 왔던 가족이나 가까운 친구를 면담하여 환자를 좀 더 종합적으로 이해할 수 있다.

이 주제와 관련된 또 다른 문제는 정신 질환이 있는 사람이 정신 병동 대신 교도소로 보내져서 적절한 치료를 받지 못하는 경우가 많다는 것이다. 종종 그들은 스스로의 질병을 전혀 깨닫지 못하며, 증상을 부인한다. 예리한 정신과 의사만이 이 두 가지의 상반되는 상태를 구분해 줄 수 있다. 현재 교도소 내에서 이뤄지는 종종 정신 질환자에 대한 권리의 문제점을 드러낸 실례가 있다(2005년 2월 28일자 *뉴욕 타임즈*에 기재됨).

"도시의 감옥에서 자살의 신호를 놓쳐 죽음에 이르게 하였다(In City's Jails, Missed Signals Open Way to Season of Suicide)"

– 폴 본 질바우어(Paul von Zielbauer)

뉴욕 타임즈는 수감자에게 의료 서비스를 가장 많이 제공하는 업체인 Prison Health Services를 1년에 걸쳐 조사하였다. 그 결과 안타깝게 사망한 사례나 문제가 있는 치료를 찾아낼 수 있었다.

그녀의 의료 기록에는 경고 사인이 있었다. '어린 시절 성적으로 학대 당함, 조울증 진단, 13살에 자살 시도함'. 캐리나 몬츠(Carina Montes)가 2002년 11월 라이커즈 아일랜드(Rikers Island)에 도착했을 때 이 모든 것이 기록되어 있었다.

주립 조사관들은 그녀를 담당한 정신 건강 전문가가 그 기록 중 어느 것도 본 적이 없다고 했다. 전문가는 의료 기록을 찾아보지 않았다. 그리고 다른 문제가 되는 사실이 있었다. 교도소 사회 사업가가 몬츠의 자살 시도를

감시하고 있었지만, 그 감시는 매우 허술하였다. 부분적으로는 동료 수감자들에게 1시간에 39 센트를 주고 몬츠가 자살 시도를 하는지 살피게 하였다.

이후에 조사관은 몬츠가 라이커즈에서 5개월 동안 지내면서 정신과 의사에게 한 번도 진료를 받은 적이 없다는 것을 발견했다.

굳이 정신과 의사가 아니더라도 그녀가 끝이 다가왔음을 알리는 경고를 눈치챌 수 있었다. 다른 수감자가 그녀가 침대 시트를 찢어 자살하려는 것을 지켜봤을 정도로 그녀의 자살 시도는 분명하였다. 교도관이 불려왔지만 그는 몬츠가 자살 감시를 받는 사람이라는 것을 모르고 있었다. 그는 침대 시트를 보지 못하였고 결국 그 일을 보고하지 않았다. 6시간이 지난 후 몬츠는 환풍구에 시트를 묶어 목을 매단 채 사망하였다.

그녀는 29살이었다. 그녀가 저지른 죄는 '립스틱 30개를 도둑질한 것'이었다.

캐리나 몬츠의 죽음은 2003년 뉴욕시 교도소에서 있었던 여러 자살 사건들 중 하나이다. 그 해 뉴욕의 교도소에서 자살한 사람은 6개월 동안 6명이었고, 1985년 이래로 같은 기간 동안에 발생한 자살율 중 가장 높았다. 아무도 그들을 감옥에 가두었다는 이유로 유죄 판결을 받지 않았다. 하지만 몬츠의 죽음과 다른 다섯 명 중 4명의 경우는 달랐다. 정부 조사관은 수감자의 안전을 책임지는 관리자에게 혹독한 판결을 받게 하였다. Prison Health Services는 영리를 목적으로 수감자들을 치료하는 가장 큰 업체이자, 도시 교정 시스템이다. 조사관들은 보고서에서 이 시스템의 문제점을 지적하였다. 이 업체는 환자의 차트를 분실하였고, 낙담해 있는 수감자들에 주의를 기울이지 않고 방치하였으며, 의학 전문가나 교도관들은 미국 교도

소에서 주된 사망 원인인 자살을 예방하도록 훈련 받지 않았다.

Q 98 정신분열병을 가진 사람들은 연구나 다른 절차를 위한 서면 동의서를 작성할 능력을 갖고 있나요?

만성 정신분열병 환자가 안정화되어 현재 병원 밖에서 지내고 있다면 대부분은 제시된 정보를 이해할 수 있는 능력을 가지고 있다. 다만 병원 밖에서 지낼 수 없거나 급성 정신증 증상이 나타난 사람들은 문제가 될 수 있다. 천천히 또박또박 설명해 주고 질문을 할 수 있는 기회를 주면, 정신분열병 환자들 대부분의 경우 지시를 이해할 수 있다. 또한 충분한 시간을 들여 정보를 설명해 준다면 자신의 의사대로 결정할 수 있는 능력이 있다. 급성기에는 주의의 폭이 짧고 사고 장애와 환각에 압도되어 있어 이해하지 못하는 것처럼 보인다. 이해할 수 있는 능력이 있는지 알아보려면, 환자들에게 주의 깊게 설명한 후에 그들이 알아들었는지를 물어보면 된다. 또 각 환자에게 구조화된 검사를 시행할 수 있다. 이것은 입법 기관과 학자, 연구자들, 인간행동 연구 윤리 심의위원회에서 아주 민감한 문제이다. 모든 종류의 연구에서 신중한 절차를 통해 참가자에게 서면 동의서를 작성하게 해야 한다. 연구의 성격에 따라, 질환 때문에 이해하는 능력이 떨어지는 사람은 법적 보호자가 동의서를 작성할 수 있게 해야 한다. 더 나은 치료법을 찾기 위해 연구를 계속해 나가는 것은 필수적이다. 따라서 위험과 이득을 주의 깊게 계산할 수 있는 법적 보호자의 동의권과 같이 대안적인 조항을 마련하는 것이 중요하다. 안타깝게도, 다른 나라와 마찬가지로 미국 연구자들이 자신의 권리를 보호하지 못하는 사람들을 함부로 연구에 참여시킨 사례가 최근까지도 많다. 여기에는 정신 지체나 치매 증상이 있는 환자나 수감자들이 포함된다. 따라서 이러한 사람들이 연구에 강제로 참여하지 않도록 보호하는 법안이 마련되어 왔다.

99 유전적 정보가 함부로 사용될 가능성이 있나요?

4부에서 일부 우생학 운동에 대해 설명한 바 있다. 과거에 일부 정신과 의사는 피상적인 유전 통계학 지식을 이용하여 '유전 받은' 정신 질환이 있는 사람들을 단종시켜서 더 나은 사회를 만들 수 있을 것이라고 생각했다. 우리는 역사적으로 유전적 정보를 이용하여 종교나 다른 집단을 희생시켰던 잠재적 위험성에 대해서 계속 경계해야 한다. 미래에 유전 정보를 요용할 가능성의 조짐이 나타나고 있다. 현재 태아에 있는 유전 변이를 명확히 확인할 수 있을 정도로 기술이 발전되었기 때문이다. 특정 변이가 진화의 법칙이나 자연적인 선택 방식을 따를 수 있도록 허용되지 않을 때 장래 우리에게 닥칠 위험은 무엇일까? 가타카(Gattaca)라는 도발적인 영화는 비교적 주목을 받지 못하였다. 이 영화는 미래에 일어날 수 있는 놀라운 일에 대해 보여준다. 가타카에서 주요 등장 인물은 '유전적으로 개선된' 사람들이다. 이들은 남자와 여자의 자연적인 결합으로 태어난 사람들을 차별한다. 오늘날 기술 수준을 고려할 때, 이것은 단지 과학적인 공상이라기 보다 오히려 현실에 가깝다. 태어날 때 그 사람의 유전 정보를 알 수 있다면, 이 유전 정보는 사회적으로 오용될 수 밖에 없다. 보험 회사와 생명 보험 판매원이 특정한 질병에 대한 취약성을 물려받은 사람의 의료보험과 생명 보험을 거절하지 않겠는가? 직업 차별, 교육 차별 등등이 생기지 않을까? 현재의 문화, 민족, 인종 차별 대신에 '유전' 차별이라는 새로운 형태의 차별이 나타날 수 있을 것이다. 이런 모든 것들이 법에 의하여 예방되고 통제되어야 한다.

100 도움을 받을 수 있는 지지 그룹, 책, 웹사이트는?

지지 그룹, 웹사이트, 책 목록은 참고 자료(Resource) 부분에 기록하였다.

이 책은 정신분열병에 대한 대중들의 인식을 다룬 책이다. 불충분한 과학적 지식에 근거하여 오용하는 일이 없기를 바라는 목적으로 쓰여졌다. 각 문화와 그 시대에 따라 어떻게 정의되든 세상에서 '정상'이라고 부르는 폭넓은 범주의 맨 가장자리에 정신분열병이 자리하고 있다. 그러나 질병에 걸린 당사자를 고통스럽게 하고 파괴시킨다는 점에서 정신분열병은 질병이다. 궁극적으로 미래에 생물학적 근원을 치료할 수 있는 약물이 개발된다면 이 질병도 예방될 수 있다는 희망을 갖게 될 것이다. 아무도 정신분열병을 앓고 있다는 이유만으로 수치감을 느끼거나 낙인 찍혀서는 안 된다. 오히려 숙련된 전문가로부터 가장 좋은 치료를 받고 최상의 잠재 능력을 가지고 여생을 살 수 있도록 도와야 한다.

용어집

DSM-IV : 정신과 환자에 대한 체계적인 평가와 증상 군에 대한 진단을 성하기 위해 미국 임상 정신과 학회 주도로 개발된 진단 및 통계 편람.

가족 치료(family therapy) : 가족이 전체적으로 치료를 받는 여러 치료적 접근 중 하나.

겸상 적혈구 빈혈증(sickle-cell anemia) : 원반 모양으로 생긴 정상 적혈구가 초승달 모양으로 변형되는 유전병.

공기뇌촬영(pneumoencephalography) : 뇌실의 빈 공간에 공기를 주입하여 뇌를 X선 사진으로 촬영하는 것.

글루타민/글루타메이트(glutamine/glutamate) : 단백질을 만드는 아미노산. 그 자체로 뇌의 주요 신경전달물질(세포에서 세포로 정보를 옮김)임. 세포의 활동을 자극하고 흥분시켜서 활성화되게 함.

기능성자기공명영상법(functional MRI :fMRI) : 뇌에서 자극에 반응하여 일어나는 활동을 보여주는 정밀 뇌 검사. 자극은 자발적으로 손가락을 움직이는 것에서부터 몇 개의 단어를 암기하는 것까지 어떤 것이라도 가능함.

긴장증(catatonia) : 개인이 인식하지 못하는 행동의 극단이 특징적임. 침묵이나 무감각하고 움직이지 않는 것, 반대의 극단은 극도의 광란이나 동요되는 흥분 상태.

긴장증적 행동(catatonic behavior) : 근육의 긴장과 경직, 환경에 대한 반응성 부족이 특징적인 행동.

뇌실(ventricles) : 뇌와 관련되어 쓰일 때는 뇌 속의 빈 공간으로, 뇌척수액으로 불리는 뇌에 있는 액체가 차 있어서 이를 순환시키는 역할을 함.

뇌파 검사(electroencephalograms: EEGs) : 머리 여러 곳에 전극을 놓고 뇌의 전기 활동을 기록하는 검사 방법.

도파민(dopamine) : 뇌의 신경 세포들 간에 '메시지'를 전달하는데 중요한 역할을 하는 화학 물질.

망상(delusion) : 주변 환경에 대한 온전하지 못한 판단에 기초하는 잘못된 믿음.

면역글로불린항체(immunoglobulins) : 신체가 체외 물질과 감염에 반응하도록 도와주는 단백질

미세배열(microarray) : DNA 샘플을 순서대로 배열하여 동시에 많은 유전자를 찾아내는 방법. 한 개의 작은 판이나 '칩'에 수천 개의 유전자를 담을 수 있음. 연구자들은 DNA 칩 한 개나 미세배열기를 사용한 실험으로 수천 개의 유전자의 정보를 동시에 얻을 수 있음.

백질(white matter) : 흰색을 띠는 뇌와 척수 조직. 대부분 신경 섬유와 마이엘린이라고 불리는 광택이 있는 보호막으로 구성됨.

번식력(fecundity) : 다산력

병전(premorbid) : 애매한 징후를 보이며, 질환의 증상이 완전히 형성되기 이전의 기간.

상부측두이랑(superior temporal gyrus) : 듣고 말하는 것을 포함해서 언어와 관련된 기능을 담당하는 뇌의 측두엽의 한 부위.

생식력(fertility) : 자녀를 잉태할 수 있는 정상적인 생물학적 기능.

세로토닌(serotonin) : 뇌, 혈소판, 소화기, 송과선에서 발견되는 호르몬. 신경전달물질(신경이 다른 신경으로 메시지를 보내기 위해 사용하는 물질)과 혈관수축신경(혈관을 좁게 만드는 물질)으로 작용함. 뇌에서 세로

토닌 부족이 우울증의 원인으로 여겨지고 있음.

신경발달학적(neurodevelopmental) : 뇌의 여러 구조가 형성되고 성장하는 동안 일어나는 일.

신경이완제(neuroleptic) : 동물에게 투여했을 때 긴장증(catalepsy)을 일으키는 약물. 정신분열병의 증상을 감소시키는데 효과가 있는 모든 약물을 명하는데 사용되어 옴. 때로는 '주요 진정제'로 불리기도 함.

알츠하이머형 치매(Alzheimer's disease) : 지남력이 떨어지고 적절한 의사소통이 어려운 노인에게서 보이는 진행성 뇌 장애 중 하나이며, 최근에 더 자주 진단됨. 뇌의 구체적인 변화는 사망 이후 부검에 의해서만 알 수 있지만, MRI 검사에서도 나타날 수 있음.

약물 치료(pharmacotherapy) : 약을 사용하여 질병을 치료하는 기법

양극성 장애(bipolar affective disorder) : 주기적인 기분 변화로 특징지어지는 정신과적 상태. 때로, 아주 '들뜬' 조증일 때, 양극성 장애 환자들은 정신분열병의 양성 증상과 유사한 특징을 많이 보임.

양성 증상(positive symptoms) : 정신분열병의 환각과 망상과 같은 활발한 증상

양전자방출단층촬영장치(positron emission tomography: PET scanning) : 상대적으로 빠르게 뇌에 들어가는 것으로 알려진 방사성 동위 원소 물질을 정맥에 주입하여 신진 대사를 측정하는 방사성 기법.

어유(fish oils, 물고기에서 얻은 기름) : 오메가3지방산. 신경 내막을 형성하는데 중요한 물질. 신경계 기능을 원활하게 하기 위해서는 이 지방산이 풍부해야 함. 건강 식품 가게에서 다양한 농도의 제품이 판매되고 있으며, '만병통치약'으로 광고하고 있음. 하지만 대부분의 주장은 과학적으로 증명되지 않았음.

에스트로겐(estrogen) : 여성 기관(난소)에서 만들어지는 여성 호르몬. 생리주기에 따라 만들어지는 양이 다르며 폐경 이후 줄어 듬.

연관(linkage) : 동일한 염색체에서 둘 혹은 그 이상의 유전자들 사이의 연관성을 의미하는 유전학적 용어. 상대적으로 근접해 있어 때로는 각 유전자가 나타내는 특질이 변이되었을 때 그 변이가 동일한 개체에 함께 유전되기도 함.

염색체(chromosomes) : 유전자를 가진 생물의 몸에 있는 모든 세포핵에서 보이는 구조. 두 팔로 갈라진 긴 원통처럼 생겼는데, 중간 쯤에 위치한 동원체라고 불리는 구조에서 결합되어 있음.

와해 증후군(disorganizational syndrome) : 일반적인 와해(와해된 언어 또는 행동)와 관련된 일련의 증상.

우울증(depression) : 하루 종일 지속되는 몹시 슬픈 기분이 특징적인 주요 정신과적 상태. 일반적으로 식욕 감퇴, 수면 감소, 행동과 말의 속도 저하가 동반됨. 이러한 상태가 별다른 호전 없이 2주 이상 지속되거나 개인의 기능 발휘에 지장을 준다면, 주요 우울 장애라고 명명함.

운동 장애(dyskinesia) : 몸을 마음대로 움직일 수 없는 것.

유전자(gene) : 유전의 기능적인 단위로, 염색체 구조 내 고정된 위치를 가짐.

유전학자들(geneticists) : 인간, 동물이나 식물의 특질이 유전되는 것을 연구하는 과학자들.

음성 증상(negative symptoms) : 철회된 행동, 무표정, 자발성 결여, 흥미 감소, 천천히 말하고 의미 있는 말이 줄어들며 생각과 행동이 느려지는 것으로 나타나는 정신 질환의 특성. 때때로 이 증상은 우울증이나 약물의 부작용과 혼동됨.

인지 행동 치료(cognitive behavioral therapy: CBT) : 사람이 무언가에 대해 생각하는 방식이 행동의 원인이 된다는 원리에 기초한 간단한 심리치료 형태. 따라서 CBT는 부적응적인 행동을 일으키는 사고 패턴을 변화시키는 데 초점을 맞춤.

인지(cognition) : 동물이 생각하고, 추론하고 생존하기 위해 환경을 다룰 수 있게 하는 마음의 특성. 인지는 심리학적 평가를 통해서 측정될 수 있음. 말할 것도 없이, 사람이 아닌 동물에 대한 검사는 훨씬 더 단순하며 사람에 대한 검사가 가장 복잡함. 잘 알려진 IQ는 사람의 인지 기능을 측정하는 척도 중 하나임.

일란성 쌍둥이(monozygotic twin) : 수정된 후 동일한 난자에서 나누어져 동시에 태어나는 쌍둥이. 두 쌍둥이 모두 DAN가 같으므로 때로 동일하다고 여겨짐.

자기공명분광법(magnetic resonance spectroscopy :MRS) : 뇌의 화학 물질의 분광을 검사하는 MRI 검사의 한 종류. 이 화학 물질은 신경 세포와 세포들 사이의 신진 대사 활동이나 세포막 구조에서 볼 수 있는 것들임.

자기공명영상법(magnetic resonance imaging(MRI)) : 자기장과 컴퓨터 장치를 이용해서 뇌 조직을 검사하는 방법.

작업 기억(working memory) : 단기 기억력의 현대적 용어.

잔류기(residual) : 불특정한 증상들(주로 음성 증상)이 나타나지만 더 이상 현저한 정신증적인 증상은 없는 것.

전구기(prodrome) : 질병의 초기나 전조 증상

전구기(prodrome) : 질병의 초기나 전조 증상. 명백한 특정 전구기 증상이 밝혀진다면, 그 질병을 초기에 알아차릴 수 있을 것임. 이 증상은 질병이 거의 확실해질 것을 예견케 함.

전기충격 요법(Electroconvulsive therapy): 보통 우울증에 많이 쓰이며 뇌의 부위에 일련의 전기 충격을 주는 치료 기법으로, 여러 날에 나누어 시행함. 왜 효과적인지 기전이 분명하지 않음. 그렇지만 위험하거나 아프지 않으며 시행할 때 마취 하에서 시행하게 되는 경우가 많음. 잘 알려진 부작용으론 치료 이후에 기억력 감퇴가 나타난다는 것임.

전두엽 절제술(lobotomy) : 수술을 통해 뇌 신경다발을 분할시키는 것. 보통

전두엽에서 시상으로 이어지는 신경을 절제하는 것을 말함. 다양한 방식으로 시술되었는데, 대부분은 두 눈 사이의 코 위로 바늘을 삽입하는 방식이었음. 이것은 뇌의 전두엽과 다른 구조를 연결하는 신경을 절단할 수 있게 해주었음.

정신 이상(insanity) : 정신적 기능이 원활하거나 마음이 건강하지 못하여 옳고 그름을 분간하지 못할 정도로 판단력이 흐려지는 것.

정신 치료(psychotherapy) : 정신적, 정서적 문제를 심리적인 방법으로 치료하는 것.

정신분열병(schizophrenia) : 현실로부터의 철회되고, 사고가 비논리적인 양상을 띠며, 망상, 환각과 다양한 정도의 정서적, 행동적, 인지적 장해를 동반하는 정신 장애의 한 종류.

정신분열정동(Schzoaffective) : 현저한 정신분열병 증상과 우울증 또는 조증의 증상을 모두 가지고 있으며, 이들은 정신분열병–유사 증상과 중복됨. 그러나 항상 일치하는 것은 아니며, 때로 환자들은 정신분열병–유사 증상만 가지고 있으며, 드물긴 하지만 어떤 경우에는 조증이나 우울 증상만 가지고 있는 경우도 있음.

정신분열형장애(schizophreniform) : 정신분열병의 증상을 가지고 있지만, 정신분열병이라고 하기에는 너무 초기 단계(6개월 이내)에 있는 경우.

정신증(psychotic) : 현실감을 잃어버렸다면 정신증이라고 간주할 수 있음. 망상(예, 잘못된 믿음), 환각을 나타냄. 종종 기이하고 위험한 행동을 하고 스스로 유별난 행동을 하고 있다는 것을 인식하지 못하는 것처럼 보임.

조증 행동(manic behavior) : 과도하게 들뜨고 좋은 기분을 느끼며 말과 생각의 속도가 매우 빠름.

진정제(tranquilizer) : 불안하고 동요되는 사람을 가라앉히거나 진정시키기 위해 사용되는 약물. 주요 진정제(major tranquilizer)와 경 진정제(mi–

nor tranquilizer)가 있는데, 상이한 화학 성분을 가지고 다른 정신증적 상태에 맞게 처방됨. 경 진정제는 현실감을 잃어버리지 않지만 진정이 필요한 불안한 사람에게 적합함. 주요 진정제는 정신증적 증상에 사용되는 약물임.

컴퓨터 단층 촬영법(computed tomography(CT)) : 보통의 두개골 X선 촬영보다 뇌를 더 자세히 볼 수 있는 X선 촬영 종류.

태아기(prenatal) : 임신과 출산 사이의 시기

피질(cortex; cerebral cortex) : 뇌의 바깥 부분. 대부분 신경 세포를 담고 있는 '회백질' 로 이루어져 있음.

피해 의식(paranoid) : 타인에 대한 과도하거나 비이성적인 의심 또는 불신.

해마(hippocampus) : 측두엽 안에 깊이 자리한 상대적으로 작은 뇌 구조이며, 기억력에 결정적인 역할을 하는 것으로 알려져 있음. 별난 모양 때문에 이같은 이름이 붙여졌음.

호모 사피엔스(Homo sapiens) : 현대 인류에 대한 과학적인 명칭

환각(hallucinations) : 실제로 일어나지 않는 무언가를 오감을 통해 경험하는 것.

회백질(gray matter) : 뇌와 척수에서 보이는 갈색을 띤 회색의 신경 조직. 신경 세포가 모여 있음.

효소(enzymes) : 생화학적 반응을 통해 다른 물질의 소화를 촉진시키는 신체의 단백질. 물질 대사의 '도구'임.

역 자 약 력

최 영 민

– 서울대학교 의과대학 졸업
– 인제대학교 의과대학 상계백병원 주임 교수

이 지 연

– 연세대학교 심리학과 및 동대학원 졸업
– 인제대학교 의과대학 상계백병원 임상심리 레지던트

100문 100답

정 신 분 열 병

초판 인쇄일 • 2010년 7월 10일
초판 발행일 • 2010년 7월 20일

저 자 • Lynn E. DeLisi, MD
역 자 • 최영민 · 이지연
발행인 • 오 무 근
편 집 • 이레아트
마케팅 • 임 진 만

도서출판 하나의학사
주 소 • 서울시 종로구 홍파동 13-4 한솔빌딩 1층
등록번호 • 제 2-541호(1988. 4. 1)
전 화 • (02)730-2555, 2556
팩 스 • (02)730-2557
E-mail • hanampc@yahoo.co.kr

정가 12,000원

ISBN 978-89-92141-55-0-93510